FORSCHUNGSBERICHT DES LANDES NORDRHEIN-WESTFALEN

Nr. 2645/Fachgruppe Mathematik/Informatik

Herausgegeben im Auftrage des Ministerpräsidenten Heinz Kühn
vom Minister für Wissenschaft und Forschung Johannes Rau

Dipl.-Math. Gerhard Wilmes

Lehrstuhl A für Mathematik
der Rhein.-Westf. Techn. Hochschule Aachen

Mehrdimensionale Fourier Multiplikatoren vom iterierten Typ

WESTDEUTSCHER VERLAG 1977

CIP-Kurztitelaufnahme der Deutschen Bibliothek

Wilmes, Gerhard
Mehrdimensionale Fourier-Multiplikatoren vom iterierten Typ. - 1. Aufl. - Opladen: Westdeutscher Verlag, 1977.
(Forschungsberichte des Landes Nordrhein-Westfalen; Nr. 2645 : Fachgruppe Mathematik/Informatik)
ISBN 978-3-531-02645-9 ISBN 978-3-322-88186-1 (eBook)
DOI 10.1007/978-3-322-88186-1

Gesamtherstellung: Westdeutscher Verlag

ISBN 978-3-531-02645-9

Inhalt

Einleitung

Der Hintergrund dieser Arbeit ist die Theorie der translationsinvarianten Operatoren vom Typ L_p^q wie sie etwa in [7] dargestellt ist. Solche Operatoren lassen sich eindeutig über die Faltung mit temperierten Distributionen charakterisieren (vgl. [7]), deren Fourier Transformierte man dann als Multiplikatoren vom Typ M_p^q bezeichnet. Eine grundlegende Problemstellung dieser Theorie ist es, hinreichende Kriterien dafür anzugeben, daß eine vorgegebene Distribution (bzw. Funktion) ein M_p^q - Multiplikator ist. Solche Multiplikatorkriterien sind ein wichtiges Hilfsmittel bei der Behandlung vieler Probleme z.B. in der Approximationstheorie oder der Theorie der partiellen Differentialgleichungen. So lassen sich z.B. der Nachweis von Jackson Bernstein und Zamansky Ungleichungen, die Untersuchung von Approximationsprozessen und ihrer Saturationsklassen oder auch Einbettungssätze für Potential- und Differentiationsräume in vielen Fällen darauf zurückführen, daß man gewisse Funktionen auf die Zugehörigkeit zu bestimmten Multiplikatorklassen untersucht (vgl. z.B. [3,13,14] oder auch [5] und die dort angegebene Literatur).

Das Ziel der vorliegenden Arbeit ist es (für eine detaillierte Übersicht ihrer Ergebnisse sei auf das Inhaltsverzeichnis verwiesen), hinreichende Kriterien für mehrdimensionale nicht notwendig radiale Fourier Multiplikatoren vom Typ L_p^p bzw. L_p^q, $p \neq q$, unter Einschluß der Grenzfälle $p=1$ und $q=\infty$ herzuleiten. Den Ausgangspunkt dazu bilden Kriterien für radiale mehrdimensionale bzw. für gerade und ungerade, eindimensionale Multiplikatoren, wie sie in [5,6,10] aufgestellt wurden (vgl. Prop. 1-3). Obwohl sich die vorliegende Arbeit auf die Betrachtung von Fourier Multiplikatoren beschränkt, lassen sich die Ergebnisse ohne Schwierigkeiten auf die allgemeinere Situation von Multiplikatoren bzgl. Riesz beschränkter Spektralmaße (vgl. [5]) übertragen (vgl. Bem. 3.7, 4.5).

Der Autor dankt dem Minister für Wissenschaft und Forschung des Landes Nordrhein-Westfalen, der die Arbeit unter dem Aktenzeichen II B 4 FA 6005 gefördert hat, für seine Unterstützung. Die vorliegende Arbeit stellt einen Beitrag zu diesem Forschungsvorhaben dar, daß am Lehrstuhl A für Mathematik der RWTH Aachen unter der Leitung von Prof. Dr. E. Görlich und Prof. Dr. R.J. Nessel bearbeitet wurde. Ihnen möchte ich an dieser Stelle für viele wertvolle Hinweise während des Entstehens dieser Arbeit und eine kritische Durchsicht des Manuskriptes recht herzlich danken.

1. Vorbemerkungen

Mit $u := (u_1, \ldots, u_n)$, $v, x, \ldots$ bezeichnen wir Elemente des n-dimensionalen Euklidischen Raumes $\mathbb{R}^n$ mit innerem Produkt $uv := \sum_{j=1}^{n} u_j v_j$ und Norm $|u| := \sqrt{u\,u}$. Weiter seien die Lebesgue Räume $L^p(\mathbb{R}^n)$ durch

$$\|f\|_p := \{(2\pi)^{-n/2} \int_{\mathbb{R}^n} |f(u)|^p du\}^{1/p}, \quad 1 \leq p < \infty, \quad \|f\|_\infty := \operatorname{wes} \sup_{u \in \mathbb{R}^n} |f(u)|$$

normiert und $C_o(\mathbb{R}^n)$ die Menge aller auf $\mathbb{R}^n$ stetigen Funktionen $f(u)$ mit Grenzwert 0 für $|u| \to \infty$. Die klassische Fourier Transformation auf $L^1(\mathbb{R}^n)$ ist durch

$$f^\wedge(v) := (2\pi)^{-n/2} \int_{\mathbb{R}^n} f(u) e^{-ivu} du$$

gegeben, und wir definieren

$$[L^1(\mathbb{R}^n)]^\wedge := \{g \in C_o(\mathbb{R}^n);\ g = f^\wedge,\ f \in L^1(\mathbb{R}^n)\}.$$

Bezeichnet man mit $S(\mathbb{R}^n)$ den Schwartz Raum der beliebig oft differenzierbaren schnell abfallenden Funktionen und mit S' den dazu dualen Raum der temperierten Distributionen, so ist für jedes $T \in S'$ die (distributionentheoretische) Fourier Transformation durch $\langle T^\wedge, \phi\rangle := \langle T, \phi^\wedge\rangle$, $\phi \in S$, und die Faltung mit $\psi \in S$ durch $\langle T * \psi, \phi\rangle := \langle T, \psi^* * \phi\rangle$ definiert. Dabei bedeute $\psi^*(u) := \psi(-u)$ und $\psi * \phi$ die übliche Faltung

$$\psi * \phi(x) := (2\pi)^{-n/2} \int_{\mathbb{R}^n} \psi(x-u)\phi(u) du.$$

In der Bezeichnungsweise von [7] ist dann die Menge der Multiplikatoren vom Typ $L_p^q(\mathbb{R}^n)$ durch

$$[L_p^q(\mathbb{R}^n)]^\wedge := [M_p^q(\mathbb{R}^n)] := \{T^\wedge \in S';\ \|T * \phi\|_q \leq \|T^\wedge\|_{M_p^q} \|\phi\|_p \text{ für alle } \phi \in S\},$$

$$\|T^\wedge\|_{M_p^q} := \sup_{\|\phi\|_p=1} \|T*\phi\|_q < \infty$$

definiert. Für $1\leq p<q\leq\infty$, $(1/p) - (1/q) = 1 - (1/r) = 1/r'$ gelten die Inklusionen (vgl. [7])

$$[L^1(\mathbb{R}^n)]^\wedge \subset [M(\mathbb{R}^n)]^\wedge = M_1^1(\mathbb{R}^n) = M_\infty^\infty(\mathbb{R}^n) \subset M_p^p(\mathbb{R}^n)$$

$$[L^r(\mathbb{R}^n)]^\wedge = M_1^r(\mathbb{R}^n) = M_r^\infty(\mathbb{R}^n) \subset M_p^q(\mathbb{R}^n).$$

Insbesondere gilt für $T \in L^1(\mathbb{R}^n)$ bzw. $T \in L^r(\mathbb{R}^n)$

$$(1.1)\quad \|T^\wedge\|_{M_p^p} \leq \|T^\wedge\|_{M_1^1} = \|T\|_1; \quad \|T^\wedge\|_{M_p^q} \leq \|T^\wedge\|_{M_1^r} = \|T\|_r.$$

Dabei bezeichnet $M(\mathbb{R}^n)$ die Menge der auf $\mathbb{R}^n$ beschränkten Borel Maße und für beliebige Teilmengen $B \subset S'$ wird $B^\wedge := \{T^\wedge \in S'; T \in B\}$ gesetzt.

Zur Herleitung hinreichender Kriterien für n-dimensionale radiale Multiplikatoren wurden in [4 ; 6 ;16] für feste $\alpha,\varepsilon \geq 0$ die Klassen ($\mathbb{R}^+ := (0,\infty)$, $\overline{\mathbb{R}}_+ := [0,\infty)$)

$$BV_{\alpha+1} := \{\lambda \in C_0(\overline{\mathbb{R}}_+); \lambda^{(\beta)},\dots,\lambda^{(\alpha-1)} \in AC_{loc}(\mathbb{R}_+), \lambda^{(\alpha)} \in BV_{loc}(\mathbb{R}_+),$$

$$\|\lambda\|_{BV_{\alpha+1}} := \frac{1}{\Gamma(\alpha+1)} \int_0^\infty t^\alpha |d\lambda^{(\alpha)}(t)| < \infty\},$$

$$BV_{\alpha+1}^\varepsilon := \{\lambda \in C_0(\mathbb{R}_+); \lambda^{(\beta)},\dots,\lambda^{(\alpha-1)} \in AC_{loc}(\mathbb{R}_+), \lambda^{(\alpha)} \in BV_{loc}(\mathbb{R}_+),$$

$$\|\lambda\|_{BV_{\alpha+1}^\varepsilon} := \frac{1}{\Gamma(\alpha+1+\varepsilon)} \int_0^\infty t^{\alpha+\varepsilon} |d\lambda^{(\alpha)}(t)| < \infty\}$$

eingeführt. Es wurde gezeigt, daß sich Funktionen aus $BV_{\alpha+1}$ bzw. $BV_{\alpha+1}^\varepsilon$ für alle s>0 durch

$$(1.2) \qquad \lambda(s) = \frac{(-1)^{[\alpha]+1}}{\Gamma(\alpha+1)} \int_s^\infty (t-s)^\alpha d\lambda^{(\alpha)}(t)$$

darstellen lassen. Dabei ist $\beta := \alpha - [\alpha]$ und $[\alpha]$ die größte ganze Zahl kleiner oder gleich α; $AC_{loc}(\mathbb{R}^+)$ und $BV_{loc}(\mathbb{R}_+)$ bezeichnen die Menge der Funktionen, welche auf $\mathbb{R}_+$ lokal absolut stetig bzw. von beschränkter Variation sind. Falls $\alpha \in \mathbb{N}$, d.h. eine natürliche Zahl ist, so ist $\lambda^{(\alpha)}$ die übliche α-te Ableitung von λ. Andernfalls bezeichnet $\lambda^{(\alpha)}$ die α-te gebrochene Cossar Ableitung, welche durch

$$\lambda^{(\alpha)}(s) := (d/ds)^{[\alpha]} \lambda^{(\beta)}(s) , \qquad \beta := \alpha - [\alpha] ,$$

$$\lambda^{(\beta)}(s) := \lim_{b\to\infty} [- \frac{d}{ds} \frac{1}{\Gamma(1-\beta)} \int_s^b (t-s)^{-\beta} \lambda(t)dt]$$

definiert ist (vgl. [16] und die dort angegebene Literatur).

Mit Hilfe von Darstellung (1.2) wurden die folgenden Kriterien aufgestellt:

Proposition 1: *Ist* $\lambda \in BV_{\alpha+1}$ *für ein* $\alpha>(n-1)/2$, *so gehört* $\lambda(|v|)$ *zur Klasse* $[L^1(\mathbb{R}^n)]^\wedge$ *und mithin zu den Klassen* $M_p^p(\mathbb{R}^n)$ *für alle* $1\leq p\leq\infty$.

Proposition 2: *Es sei* $1\leq p<q\leq\infty$, $1/p - 1/q = 1 - 1/r = 1/r'$, $\alpha>n/r - (n+1)/2$ *falls* $1<r\leq 2n/(n+1)$ *bzw.* $\alpha=0$ *falls* $r>2n/(n+1)$. *Ist* $\lambda \in BV_{\alpha+1}^{n/r'}$ *so gehört* $\lambda(|v|)$ *zur Klasse* $[L^r(\mathbb{R}^n)]^\wedge$ *und folglich zur Klasse* $M_p^q(\mathbb{R}^n)$.

Grundlage dieser Kriterien ist neben der Darstellung (1.2) eine Eigenschaft des radialen Riesz Kernes der Ordnung α, dessen Fourier Transformierte durch

$$(1.3) \qquad r_\alpha^\wedge(v) := \begin{cases} (1-|v|)^\alpha ; & |v|\leq 1 \\ 0 ; & |v|>1 \end{cases} \qquad (v \in \mathbb{R}^n)$$

gegeben ist, nämlich (vgl. [6] und die dort angegebene Literatur) $r_\alpha \in L^r(\mathbb{R}^n)$, $1 \leq r \leq \infty$, für $\alpha > n/r - (n+1)/2$ im Fall $1 \leq r \leq 2n/(n+1)$ bzw. $\alpha = 0$ falls $r > 2n/(n+1)$ ist.

Ein wesentlicher Nachteil der Prop. 1;2 ist, daß man nur radiale Multiplikatoren untersuchen kann. In [10] wurden daher die Klassen ($\varepsilon > 0$)

$$BV^{\varepsilon,\varepsilon}_{\alpha+1} := \{\lambda \in C_o(\mathbb{R}_+); t^{-\varepsilon}\lambda(t) \in BV^{\varepsilon}_{\alpha+1}\}, \quad \|\lambda\|_{BV^{\varepsilon,\varepsilon}_{\alpha+1}} := \|t^{-\varepsilon}\lambda(t)\|_{BV^{\varepsilon}_{\alpha+1}}$$

eingeführt, wodurch das folgende Kriterium für eindimensionale ungerade Multiplikatoren $m(v) = \{\text{sgn } v\}\lambda(|v|)$ bewiesen werden konnte.

<u>*Proposition 3:*</u> *Ist* $\lambda \in BV^{\varepsilon,\varepsilon}_{\alpha+1}$ *für ein* $\alpha > 0$ *und* $\varepsilon > 0$, *so gehört* $m(v) = \{\text{sgn } v\}\lambda(|v|)$ *zur Klasse* $[L^1(\mathbb{R})]^\wedge$ ($\text{sgn } v = 1$, *für* $v > 0$; $= -1$ *für* $v < 0$; $= 0$ *für* $v = 0$).

Da sich Funktionen einer Veränderlichen stets in einen radialen (d.h. im Fall n=1 geraden) und einen ungeraden Anteil gemäß

$$(1.4) \qquad \lambda_1(v) := (1/2)[m(v) + m(-v)], \quad \lambda_2(v) := (1/2)[m(v) - m(-v)]$$

(vgl. (2.3.1)) zerlegen lassen, können mit Prop. 1,3 beliebige Funktionen aus $C_o(\mathbb{R})$ untersucht werden. Eine Verallgemeinerung von Prop. 3 auf den Fall n>1 wurde in [11] bewiesen. Sie umfaßt solche Multiplikatoren, die Fourier Transformierte der Konjugierten von radialen $L^1(\mathbb{R}^n)$-Funktionen sind.

Das Ziel der folgenden Kapitel wird es sein, die o.a. verschiedenen BV-Klassen so zu modifizieren, daß sich Kriterien des obigen Typs für beliebige, also nicht notwendig radiale, mehrdimensionale Multiplikatoren herleiten lassen. Ein erster Schritt in diese Richtung wurde bereits in [15] getan, wo ein Kriterium für solche Multiplikatoren aufgestellt wurde, die in sämtlichen Veränderlichen gerade sind (vgl. Abschnitt 2.1).

2. $L^1(\mathbb{R}^2)$ - Multiplikatorkriterien

In diesem Kapitel sollen Kriterien für zweidimensionale Multiplikatoren aus $[L^1(\mathbb{R}^2)]^\wedge$ hergeleitet werden. Indem wir uns zunächst auf den Fall n=2 beschränken, können wir bezeichnungstechnische Schwierigkeiten in den Beweisen vermeiden. Die Ergebnisse lassen sich dann, da der Fall n=2 für die mehrdimensionale Situation schon typisch ist, ohne weiteres auf die Fälle n>2 erweitern (vgl. Kap. 3.). Ausgangspunkt unserer Überlegungen sind die im vorausgehenden Abschnitt beschriebenen BV - Klassen, wobei wir uns jedoch auf den Fall, daß $\alpha=1$ und $\lambda^{(\alpha)}$ absolut stetig ist, beschränken.

2.1 Die Klassen $BV^{\omega}_{2,2}$

Im vorausgehenden Abschnitt sind die Klassen $BV^{\varepsilon}_{\alpha+1}$ für beliebige $\alpha,\varepsilon \geq 0$ definiert worden. Setzt man speziell $\alpha=1$ und verlangt zusätzlich, daß λ' auf $\mathbb{R}_+$ lokal absolut stetig ist, so erhält man die Klasse BV_2 mit der Norm

$$\|\lambda\|_{BV^{\varepsilon}_2} := (1/\Gamma(2+\varepsilon)) \int_0^\infty t^{1+\varepsilon} |\lambda''(t)| dt.$$

Von dieser Situation ausgehend wollen wir eine entsprechende Klasse für Funktionen von 2 Veränderlichen einführen. Dazu betrachten wir Funktionen $\lambda(t_1,t_2)$ aus $C_o(\mathbb{R}^2_+)$, $\mathbb{R}^2_+ := \mathbb{R}_+ \times \mathbb{R}_+$, welche die folgenden Bedingungen erfüllen (vorab sei vermerkt, daß es zunächst auf die Reihenfolge der zu betrachtenden Differentiationen ankommt, vgl. dagegen Lemma 2.3):

(2.1.1) Für alle $t_2>0$ gilt: $\lambda(\cdot,t_2)$, $\frac{\partial}{\partial t_1} \lambda(\cdot,t_2) \in AC_{loc}(\mathbb{R}_+)$.

(2.1.2) Für fast alle $t_1>0$ gilt:

$$\frac{\partial^2}{\partial t_1^2} \lambda(t_1,\cdot) \in C_o(\mathbb{R}_+) \text{ und}$$

$$\frac{\partial^2}{\partial t_1^2}\lambda(t_1,\bullet),\ \frac{\partial}{\partial t_2}\ \frac{\partial^2}{\partial t_1^2}\lambda(t_1,\bullet) \in AC_{loc}(\mathbb{R}_+).$$

$$(2.1.3)\qquad \int_0^\infty \int_0^\infty t_1^{1+\omega_1}\, t_2^{1+\omega_2} \left| \frac{\partial^2}{\partial t_2^2}\frac{\partial^2}{\partial t_1^2}\lambda(t_1,t_2)\right| dt_2\, dt_1 < \infty \qquad (\omega_1,\omega_2>0)$$

Dabei bedeutet für eine Funktion h von 2 Veränderlichen z.B. $h(t_1,\bullet) \in AC_{loc}(\mathbb{R}_+)$, daß h bei festem t_1 als Funktion von t_2 zur Klasse AC_{loc} $(\mathbb{R}_+)$ gehört.

<u>Definition 2.1</u>: Eine Funktion $\lambda \in C_o(\mathbb{R}_+^2)$ *gehört für ein* $\omega = (\omega_1,\omega_2) \in \overline{\mathbb{R}_+^2} := [0,\infty)\times[0,\infty)$ *zur Klasse* $BV_{2,2}^{\omega}$, *wenn sie den Bedingungen* (2.1.1 - 3) *genügt.*

<u>Lemma 2.2</u>: Eine Funktion $\lambda \in BV_{2,2}^{\omega}$, $\omega \in \overline{\mathbb{R}_+^2}$ *hat für jedes* $s \in \mathbb{R}_+^2$ *die Darstellung*

$$(2.1.4)\qquad \lambda(s) = \int_{s_1}^\infty (t_1-s_1) \int_{s_2}^\infty (t_2-s_2)\, \frac{\partial^2}{\partial t_2^2}\frac{\partial^2}{\partial t_1^2}\lambda(t_1,t_2)dt_2\, dt_1,$$

wobei das Doppelintegral für alle $s \in \mathbb{R}_+^2$ *absolut konvergiert.*

<u>Beweis:</u> Aus (2.1.3) folgt mit dem Satz von Fubini, daß

$$\int_0^\infty t_2^{1+\omega_2} \left| \frac{\partial^2}{\partial t^2}\frac{\partial^2}{\partial t_1^2}\lambda(t_1,t_2)\right| dt_2 < \infty \qquad \text{f.ü. in } \mathbb{R}_+,$$

so daß wegen (2.1.2) sofort $(\partial^2/\partial t_1^2)\lambda(t_1,\bullet) \in BV_2^{\omega_2}$ für fast alle $t_1 \in \mathbb{R}_+$ folgt. Daher gilt für jedes $s_2>0$ und fast alle $t_1>0$

$$(2.1.5)\qquad \frac{\partial^2}{\partial t_1^2}\lambda(t_1,s_2) = \int_{s_2}^\infty (t_2-s_2)\, \frac{\partial^2}{\partial t_2^2}\frac{\partial^2}{\partial t_1^2}\lambda(t_1,t_2)dt_2$$

nach Darstellung (1.2). Folglich ist für jedes $s_2 \in \mathbb{R}_+$

$$\int_0^\infty t_1^{1+\omega_1} \left| \frac{\partial^2}{\partial t_1^2} \lambda(t_1,s_2) \right| dt_1$$

$$\leq \int_0^\infty t_1^{1+\omega_1} \int_{s_2}^\infty t_2 \left| \frac{\partial^2}{\partial t_2^2} \frac{\partial^2}{\partial t_1^2} \lambda(t_1,t_2) \right| dt_2\, dt_1 < \infty .$$

Damit ist $\lambda(\bullet,s_2) \in BV_2^{\omega_1}$, so daß (2.1.4) wiederum aus (1.2) und (2.1.5) folgt.

Selbstverständlich kann man in (2.1.1 - 3) die Reihenfolge der Differentiation umkehren und die modifizierten Bedingungen

(2.1.1)' $\quad \lambda(t_1,\bullet),\ \frac{\partial}{\partial t^2} \lambda(t_1,\bullet) \in AC_{loc}(\mathbb{R}_+),\ t_1 \in \mathbb{R}_+,$

(2.1.2)' $\quad \frac{\partial^2}{\partial t^2} \lambda(\bullet,t_2) \in C_o(\mathbb{R}_+);\ \frac{\partial^2}{\partial t_2^2} \lambda(\bullet,t_2),$

$$\frac{\partial}{\partial t_1} \frac{\partial^2}{\partial t_2^2} \lambda(\bullet,t_2) \in AC_{loc}(\mathbb{R}_+) \qquad \text{f.ü. in } \mathbb{R}_+,$$

(2.1.3)' $\quad \int_0^\infty \int_0^\infty t_1^{1+\omega_1} t_2^{1+\omega_2} \left| \frac{\partial^2}{\partial t_1^2} \frac{\partial^2}{\partial t_2^2} \lambda(t_1,t_2) \right| dt_1\, dt_2 < \infty$

betrachten. Wie in Lemma 2.2 erhält man dann die Darstellung

(2.1.4)' $\quad \lambda(s) = \int_{s_2}^\infty (t_2-s_2) \int_{s_1}^\infty (t_1-s_1) \frac{\partial^2}{\partial t_1^2} \frac{\partial^2}{\partial t_2^2} \lambda(t_1,t_2)dt_1\, dt_2 .$

Es zeigt sich, daß die Klasse $BV_{2,2}^{\omega}$ äquivalent durch (2.1.1 - 3)' charakterisiert werden kann, d.h.: es gilt

Lemma 2.3: Es gilt $\lambda \in BV_{2,2}^{\omega}$, $\omega \in \overline{\mathbb{R}_+^2}$ *genau dann wenn die Bedingungen* (2.1.1 - 3)' *erfüllt sind.*

Beweis: Sei zunächst $\lambda \in BV_{2,2}^{\omega}$ und

$$J(s_1,t_2) := \int_{s_1}^{\infty}(t_1-s_1)\ \frac{\partial^2}{\partial t_2^2}\frac{\partial^2}{\partial t_1^2}\ \lambda(t_1,t_2)dt_1 \qquad (s_1,t_2 \in \mathbb{R}_+).$$

Mit dem Satz von Fubini folgt dann aus (2.1.4)

$$\lambda(s_1,s_2) = \int_{s_2}^{\infty}(t_2-s_2)J(s_1,t_2)dt_2 \qquad (s_1,s_2 \in \mathbb{R}_+),$$

und aus (2.1.3), daß $t_2J(s_1,t_2) \in L^1_{loc}(0,\infty]$ und $J(s_1,t_2) \in L^1_{loc}(0,\infty]$ bzgl. t_2 für alle $s_1>0$. Für jedes $s_1>0$ ist daher $\lambda(s_1,\bullet) \in AC_{loc}(\mathbb{R}_+)$ und

$$\frac{\partial}{\partial s_2}\ \lambda(s_1,s_2) = \frac{\partial}{\partial s_2}\left[\int_{s_2}^{\infty} t_2J(s_1,t_2)dt_2 - s_2\int_{s_2}^{\infty}J(s_1,t_2)dt_2\right]$$

$$= -\int_{s_2}^{\infty} J(s_1,t_2)dt_2 \qquad (s_2>0).$$

Folglich ist auch $(\partial/\partial s_2)\lambda(s_1,\bullet) \in AC_{loc}(0,\infty)$, d.h.: (2.1.1)' ist erfüllt, und für alle $s_1>0$ sowie fast alle $s_2>0$ gilt

(2.1.6)
$$\frac{\partial}{\partial s_2^2}\ \lambda(s_1,s_2) = J(s_1,s_2).$$

Dieselben Argumente, auf (2.1.6) angewandt, ergeben (2.1.2 - 3)', insbesondere

$$\frac{\partial^2}{\partial s_1^2}\frac{\partial^2}{\partial s_2^2}\ \lambda(s_1,s_2) = \frac{\partial^2}{\partial s_2^2}\frac{\partial^2}{\partial s_1^2}\ \lambda(s_1,s_2) \quad \text{f.ü. in } \mathbb{R}^2_+ .$$

Aus der Darstellung (2.1.4)' folgt die Umkehrung wegen völliger Symmetrie.

Entsprechend kann man zeigen ($s \in \mathbb{R}^2_+$)

(2.1.7)
$$\frac{\partial}{\partial s_2}\frac{\partial}{\partial s_1}\ \lambda(s) = \frac{\partial}{\partial s_1}\frac{\partial}{\partial s_2}\ \lambda(s) = \int_{s_1}^{\infty}\int_{s_2}^{\infty}\frac{\partial^4}{\partial t_1^2\partial t_2^2}\lambda(t_1,t_2)dt_2\,dt_1 .$$

Im folgenden wird es daher auf die Reihenfolge bei der Bildung der partiellen Ableitungen nicht mehr ankommen. Deshalb benutzen wir die vereinfachten Schreibweisen

$$\lambda^{(k_1,\dots,k_n)} := D^k\lambda := \frac{\partial^{\|k\|}\lambda}{\partial t_1^{k_1},\dots,\partial t_n^{k_n}} \qquad (k \in \mathbb{P}^n, \|k\| := \textstyle\sum_{i=1}^n k_i),$$

wobei $\mathbb{P}^n$ die Menge aller Gitterpunkte des $\mathbb{R}^n$ mit ganzzahligen nicht negativen Koordinaten bzeichnet, und definieren

$$(2.1.8) \qquad \|\lambda\|_{BV^{\omega}_{2,2}} := \int_0^\infty \int_0^\infty t_1^{1+\omega_1} t_2^{1+\omega_2} |\lambda^{(2,2)}(t_1,t_2)|\, dt_1\, dt_2 .$$

In dieser Terminologie formulieren wir nun ein Kriterium für in beiden Variablen gerade $C_o(\mathbb{R}^2)$ - Funktionen, wie es in [15] angegeben wurde und geben der Vollständigkeit wegen einen expliziten Beweis an.

<u>*Satz 2.4:*</u> $m \in C_o(\mathbb{R}^2)$ *sei in beiden Variablen gerade, d.h.* $m(v) := \lambda(|v_1|,|v_2|)$ *für alle* $v \in \mathbb{R}^2$. *Falls* $\lambda \in BV_{2,2} := BV^o_{2,2}$, *so folgt* $m \in [L^1(\mathbb{R}^2)]^\wedge$.

<u>Beweis:</u> Es sei (vgl. (1.3)) r_1 der eindimensionale Rieszkern der Ordnung 1. Für den Produktkern $R(x) := r_1(x_1)\, r_1(x_2)$ gilt dann $r \in L^1(\mathbb{R}^2)$ und $\|R\|_{L^1(\mathbb{R}^2)} = 1$. Setzt man daher

$$(2.1.9) \qquad g(x_1,x_2) := \int_0^\infty \int_0^\infty t_1 t_2 [t_1 t_2 R(t_1 x_1, t_2 x_2)]\, \lambda^{(2,2)}(t_1,t_2) dt_1\, dt_2$$

so folgt mit (2.1.8) und der verallgemeinerten Minkowski Ungleichung

$$\|g\|_1 \leqslant \int_0^\infty \int_0^\infty t_1 t_2 \|t_1 t_2 R(t_1\bullet, t_2\bullet)\|_1\, \lambda^{(2,2)}(t_1,t_2) dt_1\, dt_2$$

$$\leqslant \|R\|_1\, \|\lambda\|_{BV_{2,2}} < \infty .$$

Folglich ist $g \in L^1(\mathbb{R}^2)$, und mit Lemma 2.2 erhält man

$$g^\wedge(v_1,v_2) = \int_0^\infty \int_0^\infty t_1 t_2 [t_1 t_2 R(t_1\bullet, t_2\bullet)]^\wedge(v_1,v_2)\lambda^{(2,2)}(t_1,t_2)dt_1\,dt_2$$

$$= \int_0^\infty \int_0^\infty t_1 t_2\, r_1^\wedge(v_1/t_1) r_1^\wedge(v_2/t_2)\, \lambda^{(2,2)}(t_1,t_2)dt_1\,dt_2$$

$$= \int_{|v_1|}^\infty \int_{|v_2|}^\infty (t_1 - |v_1|)(t_2 - |v_2|)\lambda^{(2,2)}(t_1,t_2)dt_1\,dt_2$$

$$= \lambda(|v_1|,|v_2|) = m(v),$$

wobei die Vertauschung der Reihenfolge der Integration durch den Satz von Fubini gerechtfertigt ist.

Eine Modifikation der Klassen $BV^\omega_{2,2}$ im folgenden Abschnitt (vgl. [10] im eindimensionalen Fall) wird zu einem Kriterium für allgemeine $C_o(\mathbb{R}^2)$-Funktionen führen (vgl. Abschnitt 2.3).

2.2 Die Klassen $BV^{\omega,\omega}_{2,2}$

Zunächst führen wir zur weiteren Vereinfachung der Schreibweise die folgenden Bezeichnungsweisen ein:

(2.2.1) (i) $v^\omega := v_1^{\omega_1} \ldots v_n^{\omega_n}$, $v \in \mathbb{R}^n$, $\omega \in \overline{\mathbb{R}^n_+} := [0,\infty) \times \ldots \times [0,\infty)$;

(ii) $\|\omega\| := \omega_1 + \ldots + \omega_n$, $\tilde{\omega} = (\operatorname{sgn}\omega_1, \ldots, \operatorname{sgn}\omega_n) \in \mathbb{P}^n$, $\omega \in \overline{\mathbb{R}^n_+}$;

(iii) zu jedem $v \in \mathbb{R}^n$ sei $\bar{\bar{v}} := (|v_1|, \ldots, |v_n|) \in \overline{\mathbb{R}^n_+}$;

(iv) für $j,k \in \mathbb{P}^n$ sei $j \leq k$ genau dann, wenn $j_i \leq k_i$, $0 \leq i \leq n$;

(v) $e := (1,\ldots,1) \in \mathbb{P}^n$, $2e := (2,\ldots,2), \ldots$;

(vi) $\int_v^\infty f(v)dv := \int_{v_1}^\infty \ldots \int_{v_n}^\infty f(v)dv$, $v \in \mathbb{R}^n$.

Für jedes $\omega \in \overline{\mathbb{R}_+^2}$ definieren wir die Klassen

$$(2.2.2) \qquad BV_{2,2}^{\omega,\omega} := \{\lambda \in C_o(\mathbb{R}_+^2);\ t^{-\omega}\lambda(t) \in BV_{2,2}^{\omega}\}$$

$$\|\lambda\|_{BV_{2,2}^{\omega,\omega}} := \|t^{-\omega}\lambda(t)\|_{BV_{2,2}^{\omega}} .$$

Nach Lemma 2.2 hat dann jedes $\lambda \in BV_{2,2}^{\omega,\omega}$ für $s \in \mathbb{R}_+^2$ die Darstellung

$$(2.2.3) \qquad \lambda(s) = s^{\omega} \int_s^{\infty} (t-s)^{e} D^{(2,2)} [t^{-\omega}\lambda(t)]\,dt.$$

Das folgende Lemma wird zeigen, daß man sich ohne Einschränkung der Allgemeinheit auf vier der Klassen $BV_{2,2}^{\omega,\omega}$ beschränken kann.

Lemma 2.5: *Falls λ die Bedingungen (2.1.1 - 2) erfüllt gilt $\|\lambda\|_{BV_{2,2}^{\omega,\omega}} < \infty$ genau dann, wenn*

(i) $\int_{\mathbb{R}_2^+} t_1^{k_1-1} t_2^{k_2-1} |\lambda^{(k)}(t)|\,dt < \infty$ *für alle* $0 \leq k \leq 2e \in \mathbb{P}^2$

im Fall, daß $\omega \in \mathbb{R}_+^2$.

(ii) $\int_{\mathbb{R}_2^+} t_1^{k_1-1} t_2 |\lambda^{(k_1,2)}(t)|\,dt < \infty$ *für alle* $0 \leq k_1 \leq 2$

im Fall, daß $\omega \in \mathbb{R}_+ \times \{0\}$

(iii) $\int_{\mathbb{R}_2^+} t_1 t_2^{k_2-1} |\lambda^{(2,k_2)}(t)|\,dt < \infty$ *für alle* $0 \leq k_2 \leq 2$

im Fall, daß $\omega \in \{0\} \times \mathbb{R}_+$.

Beweis: Sei zunächst $\omega \in \mathbb{R}_+^2$. Nach (2.2.2) ist

$$(2.2.4)\qquad \|\lambda\|_{BV^{\omega,\omega}_{2,2}} = \int_{\mathbb{R}^2_+} t^{e+\omega}\,|D^{(2,2)}t^{-\omega}\lambda(t)|\,dt.$$

Weiter ist für $k \in \mathbb{P}^2$

$$(2.2.5)\qquad D^k[t^{-\omega}] = \frac{\partial^{k_1}}{\partial t_1^{k_1}}\, t_1^{-\omega_1}\, \frac{\partial^{k_2}}{\partial t_2^{k_2}}\, t_2^{-\omega_2}$$

$$= (-1)^{\|k\|}\,\frac{\Gamma(\omega_1+k_1)\,\Gamma(\omega_2+k_2)}{\Gamma(\omega_1)\,\Gamma(\omega_2)}\, t^{-\omega-k}\,.$$

Mit der Leibniz Regel folgt daher für alle $j \in \mathbb{P}^2$

$$(2.2.6)\qquad D^j[t^{-\omega}\lambda(t)] = \sum_{k\leq j} \binom{j}{k} D^k\lambda(t)\, D^{j-k}[t^{-\omega}]$$

$$= \sum_{k\leq j} c_k^{\omega} t^{-\omega-j+k}\lambda^{(k)}(t)\,,$$

wobei

$$(2.2.7)\qquad c_k^{\omega} := (-1)^{\|j-k\|}\,\frac{\Gamma(\omega_1+j_1-k_1)\,\Gamma(\omega_2+j_2-k_2)}{\Gamma(\omega_1)\,\Gamma(\omega_2)}\binom{j}{k},\quad \binom{j}{k} := \binom{j_1}{k_1}\binom{j_2}{k_2}.$$

Dieses, für $j = 2e$, in (2.2.4) eingesetzt ergibt

$$(2.2.8)\qquad \|\lambda\|_{BV^{\omega,\omega}_{2,2}} = \int_{\mathbb{R}_2^+} \Big|\sum_{k\leq 2e_2} c_k^{\omega} t^{k-e}\lambda^{(k)}(t)\Big|\,dt$$

$$\leq \sum_{k\leq 2e} |c_k^{\omega}| \int_{\mathbb{R}^2_+} t_1^{k_1-1} t_2^{k_2-1}\,|\lambda^{(k)}(t)|\,dt,$$

so daß (i) sicherlich hinreichend für $\|\lambda\|_{BV^{\omega,\omega}_{2,2}} < \infty$ ist.

Setzt man in den Fällen $\omega \in \mathbb{R}_+\times\{0\}$ bzw. $\omega \in \{0\}\times\mathbb{R}_+$

$$(2.2.9) \qquad c_k^{(\omega_1,0)} := \begin{cases} (-1)^{\|j-k\|} \dfrac{\Gamma(\omega_1+j_1-k_1)}{\Gamma(\omega_1)} & ; \text{ falls } j_2 = k_2 \\ 0 & ; \text{ falls } j_2 \neq k_2 \end{cases}$$

bzw.

$$(2.2.10) \qquad c_k^{(0,\omega_2)} := \begin{cases} (-1)^{\|j-k\|} \dfrac{\Gamma(\omega_2+j_2-k_2)}{\Gamma(\omega_2)} & ; \text{ falls } j_1 = k_1 \\ 0 & ; \text{ falls } j_1 \neq k_2 \ , \end{cases}$$

so bleibt die Formel (2.2.6) gültig und (2.2.8) reduziert sich auf

$$\|\lambda\|_{BV^{\omega,\omega}_{2,2}} \leq \sum_{k_1=0}^{2} |c_{k_1,2}^{(\omega_1,0)}| \int_{\mathbb{R}_+^2} t_1^{k_1-1} t_2 \, |\lambda^{(k_1,2)}(t)| \, dt$$

$$\|\lambda\|_{BV^{\omega,\omega}_{2,2}} \leq \sum_{k_2=0}^{2} |c_{2,k_2}^{(0,\omega_2)}| \int_{\mathbb{R}_+^2} t_1 t_2^{k_2-1} \, |\lambda^{(2,k_2)}(t)| \, dt,$$

so daß man in diesen Fällen genau so schließen kann.

Um die Umkehrung zu beweisen, müssen wir für $j \leq 2e$

$$\int_{\mathbb{R}_+^2} x^{j-e} \, |\lambda^{(j)}(x)| \, dx$$

abschätzen. Nach (2.2.3) gilt für $x \in \mathbb{R}_+^2$

$$\lambda(x) = x^{\omega} J(x), \quad J(x) := \int_x^{\infty} (t-x)^e \, D^{(2,2)}[t^{-\omega}\lambda(t)] \, dt.$$

Berechnet man daraus die partiellen Ableitungen $\lambda^{(j)}$, $j \in \mathbb{P}$, so ergibt sich mit der Leibniz Regel (2.2.6)

$$(2.2.11) \qquad \int_{\mathbb{R}_+^2} x^{j-e} |\lambda^{(j)}(x)|\, dx = \int_{\mathbb{R}_+^2} x^{j-e} |D^j[x^{\omega}J(x)]|\, dx$$

$$= \int_{\mathbb{R}_+^2} x^{j-e} |\sum_{k\leqslant j} c_k^{-\omega} x^{\omega-j+k} J^{(k)}(x)|\, dx$$

$$\leqslant \sum_{k\leqslant j} |c_k^{-\omega}| \int_{\mathbb{R}_+^2} x^{\omega+k-e} |J^{(k)}(x)|\, dx$$

$$:= \sum_{k\leqslant j} |c_k^{-\omega}| I_k.$$

Dabei sind die $c_k^{-\omega}$ durch (2.2.7) bzw. (2.2.9), (2.2.10) definiert. Berechnet man für $k\leqslant 2e$ die Ableitungen $J^{(k)}$, so ergibt sich wie im Beweis von Lemma 2.3 (vgl. auch (2.1.7))

$$J^{(1,0)}(x) = -\int_{x_1}^{\infty}\int_{x_2}^{\infty} (t_2-x_2) D^{(2,2)}[t^{-\omega}\lambda(t)]\,dt_2\,dt_1$$

$$J^{(0,1)}(x) = -\int_{x_2}^{\infty}\int_{x_1}^{\infty} (t_1-x_1) D^{(2,2)}[t^{-\omega}\lambda(t)]\,dt_1\,dt_2$$

$$J^{(1,1)}(x) = \int_{x_1}^{\infty}\int_{x_2}^{\infty} D^{(2,2)}[t^{-\omega}\lambda(t)]\,dt_2\,dt_1$$

$$J^{(2,0)}(x) = \int_{x_2}^{\infty} (t_2-x_2) D^{(2,2)}[x_1^{-\omega_1} t_2^{-\omega_2}\lambda(x_1,t_2)]\,dt_2$$

$$J^{(0,2)}(x) = \int_{x_1}^{\infty} (t_1-x_1) D^{(2,2)}[t_1^{-\omega_1} x_2^{-\omega_2}\lambda(t_1,x_2)]\,dt_1$$

$$J^{(2,1)}(x) = -\int_{x_2}^{\infty} D^{(2,2)}[x_1^{-\omega_1} t_2^{-\omega_2}\lambda(x_1,t_2)]\,dt_2$$

$$J^{(1,2)}(x) = -\int_{x_1}^{\infty} D^{(2,2)}[t_1^{-\omega_1} x_2^{-\omega_2}\lambda(t_1,x_2)]\,dt_1$$

$$J^{(2,2)}(x) = D^{(2,2)}[x_1^{-\omega_1}x_2^{-\omega_2}\lambda(x_1,x_2)] .$$

Wir setzen nun zur Abkürzung $B(t) := D^{(2,2)}[t^{-\omega}\lambda(t)]$, $t \in \mathbb{R}_+^2$, und erhalten für die Integrale I_k aus (2.2.11)

$$I_{(0,0)} \leq \int_0^\infty \int_0^\infty x_1^{\omega_1-1}x_2^{\omega_2-1}\{\int_{x_1}^\infty \int_{x_2}^\infty (t_1-x_1)(t_2-x_2)|B(t)|dt\}dx$$

$$= \int_0^\infty \int_0^\infty |B(t)|\{\int_0^{t_1} (t_1x_1^{\omega_1-1} - x_1^{\omega_1})dx_1 \int_0^{t_2}(t_2x_2^{\omega_2-1} - x_2^{\omega_2})dx_2\}dt$$

$$= [\omega_1(1+\omega_1)\omega_2(1+\omega_2)]^{-1} \int_{\mathbb{R}_2^+} t_1^{1+\omega_1}t_2^{1+\omega_2}|B(t)|dt$$

$$:= A^{\omega}_{(0,0)} \|\lambda\|_{BV^{\omega,\omega}_{2,2}} ;$$

$$I_{(1,0)} \leq \int_0^\infty \int_0^\infty x_1^{\omega_1}x_2^{\omega_2-1}\{\int_{x_1}^\infty \int_{x_2}^\infty (t_2-x_2)|B(t)|dt\}dx$$

$$= \int_0^\infty \int_0^\infty |B(t)|\{\int_0^{t_1} x_1^{\omega_1}dx_1 \int_0^{t_2}(t_2x_2^{\omega_2-1} - x_2^{\omega_2})dx_2\}dt$$

$$= [(1+\omega_1)\omega_2(1+\omega_2)]^{-1} \int_{\mathbb{R}_+^2} t_1^{1+\omega_1}t_2^{1+\omega_2}|B(t)|dt$$

$$:= A^{\omega}_{(1,0)} \|\lambda\|_{BV^{\omega,\omega}_{2,2}} ;$$

$$I_{(0,1)} \leq A^{\omega}_{(0,1)} \|\lambda\|_{BV^{\omega,\omega}_{2,2}} , \quad A^{\omega}_{(0,1)} := [\omega_1(1+\omega_1)(1+\omega_2)]^{-1};$$

$$I_{(1,1)} \leq \int_0^\infty \int_0^\infty x_1^{\omega_1} x_2^{\omega_2} \{\int_{x_1}^\infty \int_{x_2}^\infty |B(t)|dt\} dx$$

$$= \int_0^\infty \int_0^\infty |B(t)| \{\int_0^{t_1} x_1^{\omega_1} dx_1 \int_0^{t_2} x_2^{\omega_2} dx_2\} dt$$

$$= A^\omega_{(1,1)} \| \lambda \|_{BV^{\omega,\omega}_{2,2}}, \quad A^\omega_{(1,1)} := [(1+\omega_1)(1+\omega_2)]^{-1};$$

$$I_{(2,0)} \leq \int_0^\infty \int_0^\infty x_1^{\omega_1+1} x_2^{\omega_2-1} \{\int_{x_2}^\infty (t_2-x_2)|B(x_1,t_2)|dt_2\} dx_2\, dx_1$$

$$= \int_0^\infty \int_0^\infty x_1^{\omega_1+1} |B(x_1,t_2)| \{\int_0^{t_2} (x_2^{\omega_2-1} t_2 - x_2^{\omega_2}) dx_2\} dt_2\, dx_1$$

$$= [\omega_2(1+\omega_2)]^{-1} \int_0^\infty \int_0^\infty x_1^{\omega_1+1} t_2^{\omega_2+1} |B(x_1,t_2)| dt_2\, dx_1$$

$$:= A^\omega_{(2,0)} \| \lambda \|_{BV^{\omega,\omega}_{2,2}};$$

$$I_{(0,2)} \leq A^\omega_{(0,2)} \| \lambda \|_{BV^{\omega,\omega}_{2,2}}, \quad A^\omega_{(0,2)} := [\omega_1(1+\omega_1)]^{-1};$$

und schließlich

$$I_{(2,2)} \leq A^\omega_{(2,2)} \| \lambda \|_{BV^{\omega,\omega}_{2,2}}, \quad A^\omega_{(2,2)} = 1.$$

Aus (2.2.11) folgt nun, daß für alle $j \leq 2e$

(2.2.12) $$\int_{\mathbb{R}^2_+} x^{j-e} |\lambda^{(j)}(x)|\, dx \leq a^\omega_j \| \lambda \|_{BV^{\omega,\omega}_{2,2}}; \quad a^\omega_j := \sum_{k \leq j} |c_k^{-\omega}|\, A^\omega_k,$$

womit das Lemma vollständig bewiesen ist.

Da die Bedingungen (i) - (iii) jeweils nur davon abhängen, ob ω_1 bzw. ω_2 größer oder gleich Null sind, ergibt sich als Folgerung der folgende Satz.

<u>*Satz 2.6:*</u> *Zu jedem* $\omega \in \overline{\mathbb{R}_+^2}$ *existieren positive Konstanten* A_ω, A'_ω *und* B_ω^j, *so daß für alle* $\lambda \in BV_{2,2}^{\omega,\omega}$ *gilt:*

(i) $\quad \|\lambda\|_{BV_{2,2}^{\omega,\omega}} \leqslant A_\omega \|\lambda\|_{BV_{2,2}^{\widehat{\omega},\widehat{\omega}}} \leqslant A'_\omega \|\lambda\|_{BV_{2,2}^{\omega,\omega}}, \; \widehat{\omega} := (\operatorname{sgn} \omega_1, \operatorname{sgn} \omega_2) \in \mathbb{P}^2;$

(ii) $\quad \|\lambda\|_{BV_{2,2}^{j,j}} \leqslant B_\omega^j \|\lambda\|_{BV_{2,2}^{\widehat{\omega},\widehat{\omega}}}, \quad k \in \mathbb{P}^2, \; 0 \leqslant j \leqslant \widehat{\omega} \leqslant e.$

Insbesondere also gelten im Sinne stetiger Einbettung für jedes $\kappa \in \mathbb{R}_+^2$ *die Inklusionen*

$$BV_{2,2}^{\kappa,\kappa} = BV_{2,2}^{e,e} \subset \left\{ \begin{matrix} BV_{2,2}^{(\kappa_1,0),(\kappa_1,0)} = BV_{2,2}^{(1,0),(1,0)} \\[2ex] BV_{2,2}^{(0,\kappa_2),(0,\kappa_2)} = BV_{2,2}^{(0,1),(0,1)} \end{matrix} \right\} \subset BV_{2,2}$$

<u>Beweis:</u> Für $k \leqslant 2e$ seien c_k^ω und $c_k^{\widehat{\omega}}$ durch (2.2.7) bzw. (2.2.9 - 10) definiert. Dann gilt nach (2.2.8) und (2.2.12):

$$\|\lambda\|_{BV_{2,2}^{\omega,\omega}} \leqslant \sum_{k \leqslant 2e} |c_k^\omega| \int_{\mathbb{R}_+^2} t^{k-e} |\lambda^{(k)}(t)| \, dt$$

$$\leqslant \sum_{k \leqslant 2e} |c_k^\omega a_k^{\widehat{\omega}}| \, \|\lambda\|_{BV_{2,2}^{\widehat{\omega},\widehat{\omega}}},$$

$$\|\lambda\|_{BV_{2,2}^{\widehat{\omega},\widehat{\omega}}} \leqslant \sum_{k \leqslant 2e} |c_k^{\widehat{\omega}} a_k^\omega| \, \|\lambda\|_{BV_{2,2}^{\omega,\omega}}.$$

Damit folgt (i). Genau so zeigt man (ii), da (vgl. (2.2.7), (2.2.9 - 10)) mit $j \lessdot \omega$ auch $|c_k^j| \leq |c_k^{\omega}|$, $1 \leq k \leq 2e$, gilt.

Definiert man für $\lambda \in BV_{2,2}^{\omega,\omega}$, $\omega \in \overline{\mathbb{R}_+^2}$, λ_ρ durch

(2.2.13) $$\lambda_\rho(t) := \lambda(t_1/\rho_1, t_2/\rho_2), \qquad \rho \in \mathbb{R}_+^2,$$

so erhält man durch die Substitution $x := (x_1, x_2) := (t_1/\rho_1, t_2/\rho_2)$ in (2.2.4):

<u>Lemma 2.7:</u> *Für jedes* $\lambda \in BV_{2,2}^{\omega,\omega}$, $\omega \in \overline{\mathbb{R}_+^2}$ *und für jedes* $\rho \in \mathbb{R}_+^2$ *ist*

$$\|\lambda_\rho\|_{BV_{2,2}^{\omega,\omega}} = \|\lambda\|_{BV_{2,2}^{\omega,\omega}} .$$

Aus den Eigenschaften der Klassen $BV_{2,2}^{\omega,\omega}$ können wir nun im folgenden Abschnitt ein hinreichendes Kriterium herleiten, mit dem sich beliebige Funktionen aus $C_o(\mathbb{R}^2)$ auf Zugehörigkeit zur Klasse $[L^1(\mathbb{R}^2)]^\wedge$ untersuchen lassen.

2.3 $M_q^p(\mathbb{R}^2)$ - Multiplikatorkriterien

Entsprechend zur Aufspaltung einer Funktion m einer Veränderlichen s in einen geraden und einen ungeraden Anteil (vgl. (1.4))

(2.3.1) $$\lambda_1(s) := (1/2)[m(|s|) + m(-|s|)],$$

$$\lambda_2(s) := (1/2)\{\operatorname{sgn} s\}[m(|s|) - m(-|s|)],$$

kann man Funktionen von zwei Veränderlichen folgendermaßen zerlegen:

<u>Lemma 2.8:</u> *Zu jeder Funktion* $m \in C_o(\mathbb{R}^2)$ *existiert eine Zerlegung (vgl.* (2.2.1)(iii)*)*

(2.3.2) $$m(v) = \sum_{k\leqslant e} \{\mathrm{sgn}\ v^k\}\lambda_k(\bar{\bar{v}})$$

wobei $\{\mathrm{sgn}\ v^k\}\lambda_k(\bar{\bar{v}}) = \{\mathrm{sgn}\ v_1^{k_1}\}\ \{\mathrm{sgn}\ v_2^{k_2}\}\lambda_k(\bar{\bar{v}}) \in C_o(\mathbb{R}^2)$ *für alle* $O\leqslant k\leqslant e$ ist.

Beweis: Setzt man

$$\lambda_{(O,O)}(\bar{\bar{v}}) := (1/4)[m(|v_1|,|v_2|) + m(-|v_1|,|v_2|) + m(|v_1|,-|v_2| + m(-|v_1|,-|v_2|)]$$

$$\lambda_{(1,O)}(\bar{\bar{v}}) := (1/4)\ m(|v_1|,|v_2|) - m(-|v_1|,|v_2|) + m(|v_1|,-|v_2|) - m(-|v_1|,-|v_2|)]$$

$$\lambda_{(O,1)}(\bar{\bar{v}}) := (1/4)\ m(|v_1|,|v_2|) + m(-|v_1|,|v_2|) - m(|v_1|,-|v_2|) - m(-|v_1|,-|v_2|)]$$

$$\lambda_{(1,1)}(\bar{\bar{v}}) := (1/4)\ m(|v_1|,|v_2|) - m(-|v_1|,|v_2|) - m(|v_1|,-|v_2|) + m(-|v_1|,-|v_2|)]$$

so folgt $\{\mathrm{sgn}\ v^k\}\lambda_k(\bar{\bar{v}}) =: m_k(v) \in C_o(\mathbb{R}^2)$ für alle $k\leqslant e$ (für $v_m = k_m = O$ sei $v_m^{k_m} = 1$ gesetzt, $1\leqslant m\leqslant 2$) und es gilt (2.3.1). Denn sei z.B. k=e, dann ist (vgl. (2.3.1), (1.4))

$$\begin{aligned} 4m_e(v) &:= \{\mathrm{sgn}\ v_1\}\ \{\mathrm{sgn}\ v_2\}4\lambda_e(\bar{\bar{v}}) \\ &= \{\mathrm{sgn}\ v_2\}[m(v_1,|v_2|) - m(-v_1,|v_2|) - m(v_1,-|v_2|) + m(-v_1,-|v_2|)] \\ &= m(v_1,v_2) - m(v_1,-v_2) - m(-v_1,v_2) + m(-v_1,-v_2) \in C_o. \end{aligned}$$

Aus der Zerlegung (2.3.2) ergibt sich nun das folgende Multiplikatorkriterium:

Satz 2.9: *Es sei* $m \in C_o(\mathbb{R}^2)$ *beliebig. In der Zerlegung* (2.3.2) *von* m *sei* $\lambda_k \in BV_{2,2}^{k,k}$ *für alle* $0 \leq k \leq e$. *Dann folgt* $m \in [L^1(\mathbb{R}^2)]^\wedge$. *Insbesondere ist* $\{m_\rho\}_{\rho \in \mathbb{R}_+^2}$ *(vgl.* (2.2.13)*) eine in* ρ *gleichmäßig beschränkte Familie von Multiplikatoren aus* $M_p^p(\mathbb{R}^2)$ *mit*

$$\| m_\rho \|_{M_p^p} \leq \sum_{k \leq e} \| \lambda_k \|_{BV_{2,2}^{k,k}}, \qquad 1 \leq p \leq \infty .$$

Beweis: Es sei (vgl. (1.3)) r_1 der eindimensionale Riesz Kern der Ordnung 1. Setzt man $R(x) := r_1(x_1)r_1(x_2)$, $x \in \mathbb{R}^2$, und $R_k(x) := (1/i)^{\|k\|} D^k R(x)$, $k \in \mathbb{P}^2$, so folgt

$$(2.3.3) \qquad R_k^\wedge(v) = v^k \begin{cases} (1-|v_1|)(1-|v_2|) \; ; & |v_1|,|v_2| \leq 1 \\ 0 \; ; & \text{sonst} . \end{cases}$$

Aus der Bernstein Ungleichung $\| r_1'(s/b) \|_1 \leq b \| r_1(s/b) \|_1$, $s \in \mathbb{R}$, $b \in \mathbb{R}_+$, folgt für den Fall b=1

$$(2.3.4) \qquad \| R_k \|_1 \leq \| R \|_1 = 1 .$$

Setzt man nun für $k \leq e$ (vgl. (2.1.9))

$$g_k(x_1,x_2) := \int_{\mathbb{R}_+^2} t^{e_2+k}[t_1 t_2 R_k(t_1x_1,t_2x_2)] D^{(2,2)}[t^{-k}\lambda_k(t)]dt,$$

so folgt mit (2.3.4) wie im Beweis von Satz 2.4

$$(2.3.5) \qquad \| g_k \|_1 \leq \| R_k \|_1 \int_{\mathbb{R}_+^2} t^{e+k} | D^{(2,2)}[t^{-k}\lambda_k(t)] | dt \leq \| \lambda_k \|_{BV_{2,2}^{k,k}} .$$

Mit (2.3.3), (2.2.3) gilt

$$g_k^\wedge(v) = \int_{\mathbb{R}_+^2} t^{e+k} R_k^\wedge(v_1/t_1, v_2/t_2) D^{(2,2)}[t^{-k}\lambda_k(t)]\,dt$$

$$= v^k \int_{|v_1|}^\infty \int_{|v_2|}^\infty (t_1-|v_1|)(t_2-|v_2|) D^{(2,2)}[t^{-k}\lambda_k(t)]\,dt$$

$$= \{\operatorname{sgn} v^k\}\lambda_k(\bar{\bar{v}})$$

für alle v mit $\bar{\bar{v}} \in \mathbb{R}_+^2$, also f.ü. in $\mathbb{R}_+^2$. Da $g_k^\wedge$ und $\{\operatorname{sgn} v^k\}\lambda_k(\bar{\bar{v}})$ stetig sind, gilt die Gleichheit für alle $v \in \mathbb{R}^2$ und damit $m(v) = \sum_{k\leq e} g_k^\wedge(v) \in [L^1(\mathbb{R}^2)]^\wedge$. Aus (1.1) und (2.3.5) folgt daher

$$\|m_\rho\|_{M_p^p} \leq \sum_{k\leq e} \|\rho^e g(x_1\rho_1, x_2\rho_2)\|_1 \leq \sum_{k\leq e} \|\lambda_k\|_{BV_{2,2}^{k,k}}.$$

<u>Bemerkung 2.10:</u> Wegen Satz 2.6 erhält man eine äquivalente Aussage, wenn man in Satz 2.9 die Klassen $BV_{2,2}^{k,k}$ durch $BV_{2,2}^{\kappa,\kappa}$ ersetzt, wobei $\kappa := (\omega_1 k_1, \omega_2 k_2)$ für ein beliebiges $\omega \in \mathbb{R}_+^2$ ist. Während im Beweis von Satz 2.9 neben der Darstellung (2.2.3) im wesentlichen nur die Bernstein Ungleichung für $r_1^\wedge$ benötigt wird, braucht man für einen direkten Beweis der oben erwähnten äquivalenten Aussage eine kompliziertere Eigenschaft des Riesz Kernes r_1, nämlich (vgl. Lemma 6.1, Theorem 6.2 in [10]): $\{\operatorname{sgn} s\}|s|^\beta r_1^\wedge(s) \in [L^1(\mathbb{R})]^\wedge$ für jedes $\beta \in \mathbb{R}_+$.

<u>*Korollar 2.11:*</u> *Es sei* $m \in C_o(\mathbb{R}^2)$. *Ist* $m(v) = \bar{\bar{v}}^\omega \lambda(\bar{\bar{v}})$ *für ein* $\lambda \in BV_{2,2}^\omega$, $\omega \in \mathbb{R}_2^+$, *so folgt* $m \in [L^1(\mathbb{R}^2)]^\wedge$. *Insbesondere ist*

$$\|m\|_{M_p^p} \leq c_\omega \|\lambda\|_{BV_{2,2}^\omega}, \qquad 1 \leq p \leq \infty.$$

<u>Beweis:</u> Wegen $\lambda \in BV_{2,2}^\omega$ ist $t^\omega\lambda(t) \in BV_{2,2}^{\omega,\omega}$. Nach Satz 2.6 (ii) ist daher $t^\omega\lambda(t) \in BV_{2,2}$, so daß mit Satz 2.9 folgt:

$$\|m\|_{M_p^p} \leq \|t^\omega\lambda(t)\|_{BV_{2,2}} \leq B_\omega^o \|t^\omega\lambda(t)\|_{BV_{2,2}^{\widetilde{\omega},\widetilde{\omega}}}$$

$$\leq B_\omega^o A_\omega' \|t^\omega\lambda(t)\|_{BV_{2,2}^{\omega,\omega}} := c_\omega \|\lambda\|_{BV_{2,2}^\omega}.$$

Dabei erhält man die letzten beiden Ungleichungen aus Satz 2.6 (ii) bzw. (i).

Korollar 2.12: Es sei $m \in C_0(\mathbb{R}^2)$. *Ist* $m(v) = (iv)^{\omega}\lambda(\bar{\bar{v}})$ *für ein* $\lambda \in BV^{\omega}_{2,2}$, $\omega \in \mathbb{R}^2_+$, *so folgt* $m \in [L^1(\mathbb{R}^2)]^{\wedge}$. *Insbesondere ist*

$$\|m\|_{M^p_p} \leqslant c_{\omega}\|\lambda\|_{BV^{\omega}_{2,2}}, \qquad 1 \leqslant p \leqslant \infty .$$

Beweis: Zerlegt man $(iv)^{\omega}$ gemäß (2.3.2), so ergibt sich

$$\begin{aligned}(iv)^{\omega}\lambda(\bar{\bar{v}}) &= \cos(\pi\omega_1/2)\cos(\pi\omega_2/2)\bar{\bar{v}}^{\omega}\lambda(\bar{\bar{v}})\\ &+ i\cos(\pi\omega_1/2)\sin(\pi\omega_2/2)\{\operatorname{sgn} v_2\}\bar{\bar{v}}^{\omega}\lambda(\bar{\bar{v}})\\ &+ i\sin(\pi\omega_1/2)\cos(\pi\omega_2/2)\{\operatorname{sgn} v_2\}\bar{\bar{v}}^{\omega}\lambda(\bar{\bar{v}})\\ &- \sin(\pi\omega_1/2)\sin(\pi\omega_2/2)\{\operatorname{sgn} v_1\}\{\operatorname{sgn} v_2\}\bar{\bar{v}}^{\omega}\lambda(\bar{\bar{v}}).\end{aligned}$$

Da für ω_1 bzw. $\omega_2 = 0$ die entsprechenden Sinusterme verschwinden, folgt wie in Kor. 2.11 mit Satz 2.6 und 2.9:

$$\begin{aligned}\|m\|_{M^p_p} &\leqslant \sum_{k \leqslant \widetilde{\omega}} \|t^{\omega}\lambda(t)\|_{BV^{k,k}_{2,2}} \leqslant \sum_{k \leqslant \widetilde{\omega}} B^k_{\omega}\|t^{\omega}\lambda(t)\|_{BV^{\widetilde{\omega},\widetilde{\omega}}_{2,2}}\\ &\leqslant \sum_{k \leqslant \widetilde{\omega}} B^k_{\omega}A'_{\omega}\|t^{\omega}\lambda(t)\|_{BV^{\omega,\omega}_{2,2}} := c_{\omega}\|\lambda\|_{BV^{\omega}_{2,2}} .\end{aligned}$$

Bemerkung 2.13: Die Aussage von Kor. 2.12 ist äquivalent zu der von Satz 2.9, denn setzt man $\omega = k$ in Kor. 2.12 für ein $k \in \mathbb{P}^2$, so ist mit $\lambda_k \in BV^{k,k}_{2,2}$ sofort $t^{-k}\lambda_k(t) \in BV^k_{2,2}$. Folglich ist

$$\{\operatorname{sgn} v^k\}\lambda_k(\bar{\bar{v}}) = \{\operatorname{sgn} v^k\}\bar{\bar{v}}^k\,\bar{\bar{v}}^{-k}\lambda(\bar{\bar{v}}) = v^k\,\bar{\bar{v}}^{-k}\lambda(\bar{\bar{v}})$$

in $[L^1(\mathbb{R}^2)]^\wedge$. Andererseits ergab sich Kor. 2.12 als Folgerung aus Satz 2.9.

3. $L^1(\mathbb{R}^n)$ - Multiplikatorkriterien

3.1 Die Klassen BV_{2e}^{ω} und $BV_{2e}^{\omega,\omega}$

Analog zu den Überlegungen in Abschnitt 2.2 betrachten wir Funktionen aus $C_o(\mathbb{R}_+^n)$ welche die folgenden Bedingungen erfüllen:

(3.1.1) Für alle $t_2,\dots,t_n > 0$ gehören $\lambda(t)$ und $(\partial/\partial t_1)\lambda(t)$ bzgl. t_1 zur Klasse $AC_{loc}(\mathbb{R}^+)$.

(3.1.2) Für fast alle $t_1,\dots,t_{m-1}$ und für alle $t_{m+1},\dots,t_n > 0$, $2 \leq m \leq n$, gilt:

$$\frac{\partial^{2m-2}}{\partial t_1^2 \dots \partial t_{m-1}^2} \lambda(t) \in AC_{loc}(\mathbb{R}^+) \cap C_o(\mathbb{R}^+) \qquad \text{bzgl. } t_m,$$

$$\frac{\partial^{2m-1}}{\partial t_1^2 \dots \partial t_{m-1}^2 \partial t_m} \lambda(t) \in AC_{loc}(\mathbb{R}^+) \qquad \text{bzgl. } t_m,$$

(3.1.3) $$\|\lambda\|_{BV_{2e}^{\omega}} := \int_{\mathbb{R}_+^n} t^{e+\omega} \left| \frac{\partial^{2n}\lambda(t)}{\partial t_1^2 \dots \partial t_n^2} \right| dt < \infty \qquad (\omega \in \overline{\mathbb{R}_+^n}).$$

Entsprechend Def. 2.1 bzw. (2.2.2) definieren wir:

Definition 3.1: *Eine Funktion* $\lambda \in C_o(\mathbb{R}_+^n)$ *gehört für ein* $\omega \in \overline{\mathbb{R}_+^n}$ *zur Klasse* BV_{2e}^{ω}, *falls sie den Bedingungen* (3.1.1 - 3) *genügt. Weiter setzen wir*

$$BV_{2e}^{\omega,\omega} := \{\lambda \in C_o(\mathbb{R}_+^n); t^{-\omega}\lambda(t) \in BV_{2e}^{\omega}\}$$

$$\|\lambda\|_{BV_{2e}^{\omega,\omega}} := \|t^{-\omega}\lambda(t)\|_{BV_{2e}^{\omega,\omega}} .$$

Entsprechend Lemma 2.2, 2.3 zeigt man, daß man die Klassen BV_{2e}^{ω} äquivalent dadurch charakterisieren kann, daß man (3.1.1 - 3) durch Einsetzen einer beliebigen Permutation der Variablen $t_1,\dots,t_n$ modifiziert.

Analog zu (2.1.4) bzw. (2.2.3) erhält man die Darstellungen

$$\lambda(s) = \int_{\mathbb{R}_+^n} (t-s)^e D^{2e}\lambda(t)dt$$

$$(s \in \mathbb{R}_+^n)$$

$$\lambda(s) = s^{\omega}\int_{\mathbb{R}_+^n} (t-s)^e D^{2e}[t^{-\omega}\lambda(t)]dt$$

für Funktionen $\lambda \in BV_{2e}^{\omega}$ bzw. $\lambda \in BV_{2e}^{\omega,\omega}$. Auch der Beweis von Lemma 2.5 läßt sich ohne Schwierigkeit auf den Fall $n>2$ übertragen, und man erhält (vgl. Satz 2.6):

Satz 3.2: *Zu jedem* $\omega \in \overline{\mathbb{R}_+^n}$ existieren positive Konstanten A_ω, A'_ω *und* B_ω^j, *so daß für alle* $\lambda \in BV_{2e}^{\omega,\omega}$ *gilt:*

(i) $$\|\lambda\|_{BV_{2e}^{\omega,\omega}} \leqslant A_\omega \|\lambda\|_{BV_{2e}^{\tilde\omega,\tilde\omega}} \leqslant A'_\omega \|\lambda\|_{BV_{2e}^{\omega,\omega}} ,$$

(ii) $$\|\lambda\|_{BV_{2e}^{j,j}} \leqslant B_\omega^j \|\lambda\|_{BV_{2e}^{\tilde\omega,\tilde\omega}} , \qquad k \in \mathbb{P}^n,\ 0 \leqslant j \leqslant \tilde\omega \leqslant e.$$

3.2 $M_p^p(\mathbb{R}^n)$ - Kriterien

Um die Kriterien aus Abschnitt 2.3 auf den Fall $n>2$ zu übertragen, benötigen wir noch eine (2.3.2) entsprechende Zerlegung für Funktionen aus $C_o(\mathbb{R}^n)$.

Lemma 3.3: *Zu jeder Funktion* $m \in C_o(\mathbb{R}^n)$ *existiert eine Zerlegung*

$$(3.2.1) \qquad m(v) = \sum_{k \leq e} \{\operatorname{sgn} v^k\} \lambda_k(\bar{\bar{v}}),$$

wobei $\{\operatorname{sgn} v^k\}\lambda_k(\bar{\bar{v}}) \in C_o(\mathbb{R}^n)$ *für alle* $k \leq e$.

Beweis: Unter der Voraussetzung, daß eine Zerlegung des Typs (3.2.1) für Funktionen aus $C_o(\mathbb{R}^{n-1})$ existiert erhält man für $m \in C_o(\mathbb{R}^n)$, $j \in \mathbb{P}^{n-1}$

$$m(v_1, \ldots v_{n-1}, v_n) = \sum_{\substack{0 \leq j_i \leq 1 \\ 0 \leq i \leq n-1}} \{\operatorname{sgn} v_1^{j_1} \ldots v_{n-1}^{j_{n-1}}\} \lambda_j(|v_1|, \ldots, |v_{n-1}|, v_n).$$

Für jedes j zerlegt man nun λ_j (bei festen $v_1, \ldots v_{n-1}$ als Funktion von v_n betrachtet) entsprechend (2.3.1) und erhält $\lambda_j(|v_1|, \ldots, |v_{n-1}|, v_n) = \lambda_{j,o}(\bar{\bar{v}}) + \operatorname{sgn} v_n \lambda_{j,1}(\bar{\bar{\bar{v}}})$, wobei

$$\lambda_{j,o}(\bar{\bar{v}}) = (1/2[\lambda_j(|v_1|, \ldots, |v_n|) + \lambda_j(|v_1|, \ldots, |v_{n-1}|, -|v_n|)]$$

$$\lambda_{j,1}(\bar{\bar{v}}) = (1/2)[\lambda_j(|v_1|, \ldots, |v_n|) - \lambda_j(|v_1|, \ldots, |v_{n-1}|, -|v_n|)].$$

Für $k := (j_1, \ldots, j_{n-1}, k_n)$, $k_n = 0,1$, erhält man die gewünschte Zerlegung in eine Summe von stetigen Funktionen, und die Behauptung folgt durch vollständige Induktion.

Wir können nun die Ergebnisse aus Abschnitt (2.3) für beliebige $n \geq 1$ formulieren.

Satz 3.4: *Es sei* $m \in C_o(\mathbb{R}^n)$ *beliebig. In der Zerlegung* (3.2.1) *von* m *sei* $\lambda_k \in BV_{2e}^{k,k}$ *für alle* $0 \leq k \leq e$. *Dann folgt* $m \in [L^1(\mathbb{R}^n)]^\wedge$. *Insbesondere ist* $\{m_\rho\}_{\rho \in \mathbb{R}^n_+}$ *(vgl.* 2.2.13*) eine in* ρ *gleichmäßig beschränkte Familie von Multiplikatoren aus* $M_p^p(\mathbb{R}^n)$ *mit*

$$\|m_\rho\|_{M_p^p} \leqslant \sum_{k\leqslant e} \|\lambda_k\|_{BV_{2e}^{k,k}}, \qquad 1\leqslant p\leqslant\infty .$$

<u>*Korollar 3.5:*</u> *Es sei* $m \in C_o(\mathbb{R}^n)$. *Ist* $m(v) = \bar{\bar{v}}^{\omega}\lambda(\bar{\bar{v}})$ *für ein* $\lambda \in BV_{2e}^{\omega}$, $\omega \in \mathbb{R}_+^n$, *so folgt* $m \in [L^1(\mathbb{R}^n)]^\wedge$. *Insbesondere ist*

$$\|m\|_{M_p^p} \leqslant c_\omega \|\lambda\|_{BV_{2e}^{\omega}}, \qquad 1\leqslant p\leqslant\infty .$$

<u>*Korollar 3.6:*</u> *Es sei* $m \in C_o(\mathbb{R}^n)$. *Ist* $m(v) = (iv)^{\omega}\lambda(\bar{\bar{v}})$ *für ein* $\lambda \in BV_{2e}^{\omega}$, $\omega \in \overline{\mathbb{R}_+^n}$, *so folgt* $m \in [L^1(\mathbb{R}^n)]^\wedge$. *Insbesondere ist*

$$\|m\|_{M_p^p} \leqslant C_\omega \|\lambda\|_{BV_{2e}^{\omega}}, \qquad 1\leqslant p\leqslant\infty .$$

<u>Bemerkung 3.7:</u> Da $[L^1(\mathbb{R}^n)]^\wedge \subset M_p^p(\mathbb{R}^n)$ für alle $1\leqslant p\leqslant\infty$ erhält man zwar mit Satz 3.4 bzw. Kor. 3.5 - 6 Kriterien für Multiplikatoren aus $M_p^p(\mathbb{R}^n)$, $1\leqslant p\leqslant\infty$, jedoch sind hier nur die Fälle $p=1$ und $p=\infty$ von Interesse, da für $1<p<\infty$ die schärferen Kriterien vom Marcinkiewicz-Typ existieren (vgl. z.B. [14,S.109]). Andererseits läßt sich Satz 3.4 ohne Schwierigkeiten auf eine sehr viel allgemeinere Situation übertragen. Seien nämlich E ein Spektralmaß für einen Hilbert Raum H über $\mathbb{R}^n$ und X ein Banach Raum derart, daß $H \cap X$ in X dicht ist. Sei $R(v) = r_1(v_1)\cdot\ldots\cdot r_1(v_n)$ der Riesz Produktkern (vgl. (1.3), (2.3.3)) der Ordnung 1. Unter der Voraussetzung, daß die Operatoren

$$\int_{R^n} (D^k R)^\wedge (v_1/\rho_1,\ldots,v_n/\rho_n)\,dE(v)$$

für alle $k\leqslant e$ und $\rho \in \mathbb{R}_+^n$ auf $H \cap X \subset X$ gleichmäßig beschränkt sind, ist jede Funktion m, welche die Voraussetzungen von Satz 3.4 (bzw. Kor. 3.5 - 6) erfüllt in der Terminologie von [5] ein Multiplikator von X in X (bzgl. E,H).

4. Multiplikatoren aus $M_p^q(\mathbb{R}^n)$, $1\leq p<q\leq\infty$

Das Anliegen dieses Kapitels ist die Herleitung eines hinreichenden Kriteriums für nicht notwendig radiale (vgl. Prop. 2) $M_p^q(\mathbb{R}^n)$ - Multiplikatoren, welches sich auch in den Extremfällen $p=1$ bzw. $q=\infty$ anwenden läßt.

Definition 4.1: *Wir bezeichnen für* $\omega \in \overline{\mathbb{R}_+^n}$ *mit* BV^ω *die Menge der Funktionen* λ *aus* $C_0(\mathbb{R}_+^n)$, *welche den folgenden Bedingungen genügen (vgl.* (3.1.1 - 3)*):*

(4.1) *Für alle* $t_2,\ldots,t_n > 0$ *gilt:* $\lambda(t) \in AC_{loc}(\mathbb{R}^+)$ *bzgl.* t_1,

(4.2) *Für fast alle* $t_1,\ldots,t_{m-1}$ *und für alle* $t_{m+1},\ldots,t_n > 0$, $2 \leq m \leq n$, *gilt:*

$$(\partial^{m-1}/\partial t_1\ldots\partial t_{m-1})\lambda(t) \in AC_{loc}(\mathbb{R}_+) \cap C_0(\mathbb{R}_+)$$

bzgl. t_m,

(4.3) $$\|\lambda\|_{BV^\omega} := \int_{\mathbb{R}_+^n} t^\omega |D^e\lambda(t)|\,dt < \infty.$$

Aus der Definition folgt unmittelbar, daß jedes $\lambda \in BV^\omega$ für $x \in \mathbb{R}_+^n$ die Darstellung (vgl. (1.2) im Fall $\alpha=0$)

(4.4) $$\lambda(x) = \int_x^\infty (\partial^n/\partial t_1\ldots\partial t_n)\lambda(t)\,dt$$

besitzt und daß die Reihenfolge der Differentiation in (4.1 - 3) unerheblich ist (vgl. Lemma 2.2 - 3). Darüber hinaus ergibt sich für jedes $\lambda \in BV^\omega$ (vgl. (2.2.13), Lemma 2.7)

(4.5) $$\|\lambda_\rho\|_{BV^\omega} = \rho^\omega \|\lambda\|_{BV^\omega} \qquad (\rho \in \mathbb{R}_+^n).$$

Satz 4.2: *Es sei* $1<r\leq\infty$, $1/r' := 1-1/r$. *Weiter sei* $m(v)$ *f.ü. in* $\mathbb{R}^n$ *definiert und in allen Variablen gerade. Falls* $m(v) = \lambda(\bar{\bar{v}})$

f.ü. für ein $\lambda \in BV^{(1/r')e}$ *(vgl.* (2.2.1) (v)*), so folgt* $m \in [L^r(\mathbb{R}^n)]^\wedge$.

<u>Beweis:</u> Es sei

$$(4.6) \qquad K(x) := (2\pi)^{n/2} \prod_{m=1}^{n} h(x_m), \; h(s) := 2s^{-1} \sin s, \quad s \in \mathbb{R}.$$

Dann gilt $K \in L^r(\mathbb{R}^n)$ für alle $1<r\leq\infty$, und die Fourier Transformierte $K^\wedge$ von K ist die charakteristische Funktion des n-dimensionalen Einheitswürfels $E_n := \{x \in \mathbb{R}^n;\ \max_{1\leq m\leq n} |x_m| \leq 1\}$. Setzt man daher

$$(4.7) \qquad g(x) := \int_{\mathbb{R}^n_+} t^e K(x_1 t_1, \ldots, x_n t_n) D^e \lambda(t)\, dt,$$

so folgt mit der Minkowski Ungleichung

$$\|g\|_r \leq \int_{\mathbb{R}^n_+} t^e \|K(x_1 t_1, \ldots, x_n t_n)\|_r \, |D^e \lambda(t)|\, dt$$

$$\leq \|K\|_r \int_{\mathbb{R}^n_+} t^{(1-1/r)e} |D^e \lambda(t)|\, dt = \|K\|_r \, \|\lambda\|_{BV^{(1/r')e}}.$$

Eine Anwendung der Parseval Formel (für L^p - Funktionen, $1<p\leq 2$; vgl. z.B. [3 ,S.212]) und (4.4) ergeben für jedes $\phi \in S$

$$\langle g^\wedge, \phi\rangle := \langle g, \phi^\wedge\rangle$$

$$= \int_{\mathbb{R}^n} \phi^\wedge(x) \{\int_{\mathbb{R}^n_+} t^e K(t_1 x_1, \ldots, t_n x_n) D^e \lambda(t)\, dt\} dx$$

$$= \int_{\mathbb{R}^n_+} D^e \lambda(t) \{\int_{\mathbb{R}^n} t^e K(t_1 x_1, \ldots, t_n x_n) \phi^\wedge(x)\, dx\} dt$$

$$= \int_{\mathbb{R}^n_+} D^e \lambda(t) \{\int_{\mathbb{R}^n} K^\wedge(v_1/t_1, \ldots, v_n/t_n) \phi(v)\, dv\} dt$$

$$= \int_{\mathbb{R}^n_+} D^e\lambda(t)\{\int_{|v_1|\leq t_1} \cdots \int_{|v_n|\leq t_n} \phi(v)dv\}dt$$

$$= \int_{\mathbb{R}^n} \phi(v)\{\int_{|v_1|}^{\infty} \cdots \int_{|v_n|} D^e\lambda(t)dt\}dv = \langle m , \phi \rangle,$$

mithin also $g^{\wedge} = m$.

<u>*Lemma 4.3:*</u> *Es seien* m, λ *und* r *wie in Satz 4.2. Weiter sei* $m_\rho(v)$, $\rho \in \mathbb{R}^n_+$, *entsprechend* (2.2.13) *und* $m_{\rho,k}(v)$ durch

$$m_{\rho,k}(v) := \{\mathrm{sgn}\, v^k\}m_\rho(v) \qquad 0 \leq k \leq e,$$

definiert. Dann existiert zu jedem $0 \leq k \leq e$ *eine Familie* $\{g_{\rho,k}\}_{\rho \in \mathbb{R}^n_+} \subset L^r(\mathbb{R}^n)$, *so daß*

$$(4.8) \qquad \|g_{\rho,k}\|_r \leq C_r \rho^{(1/r')e} \|\lambda\|_{BV^{(1/r')e}} \qquad g^{\wedge}_{\rho,k} = m_{\rho,k}$$

gleichmäßig in $\rho \in \mathbb{R}^n_+$ *und* $0 \leq k \leq e$ *gilt.*

<u>Beweis:</u> Es sei $h^{\sim}$ die Hilbert Transformation von h (vgl. (4.6)). Da $h \in L^r(\mathbb{R})$ für alle $1<r\leq\infty$, gilt (vgl. z.B. [3 ,S. 315, 324] $h^{\sim} \in L^q(\mathbb{R})$ für alle $1<q<\infty$ und $h^{\sim\wedge}(s) = \{-i\, \mathrm{sgn}\, s\}\, h^{\wedge}(s)$, wobei $h^{\wedge}$ die charakteristische Funktion des Intervalls $[-1,1]$ ist (vgl. (4.6)). Nach dem Satz von Paley - Wiener ist daher $h^{\sim}$ insbesondere eine ganze Funktion exponentiellen Typs aus $L^2(\mathbb{R})$ und folglich beschränkt (vgl. z.B. [1,S. 179]). Setzt man daher für $0\leq k\leq e$

$$(-i)^{\|k\|} K_k(x) := \prod_{m=1}^{n} h_{k_m}(x_m), \quad h_{k_m}(x_m) := \begin{cases} h(x_m); & k_m = 0 \\ h^{\sim}(x_m); & k_m = 1 , \end{cases}$$

so ist $K_k \in L^r(\mathbb{R}^n)$ für alle $1<r\leq\infty$ und $K^{\wedge}_k(v) = \{\mathrm{sgn}\, v^k\}K^{\wedge}(v)$ (vgl. (4.6)). Setzt man nun $C_r := \max_{0\leq k\leq e} \|K_k\|_r$ und (vgl. (4.7))

$$g_{\rho,k}(x) := \int_{\mathbb{R}_+^n} t^e K_k(x_1 t_1, \ldots, x_n t_n)\, D^e \lambda_\rho(t)\,dt,$$

so folgt die Behauptung mit (4.5) wie im Beweis von Satz 4.2.

Wir teilen nun den $\mathbb{R}^n$ in 2^n "Oktanden" I_k, $k \leq e$, auf (vgl. auch [14,S. 108]), wobei

$$I_k := I_{k_1} \times \ldots \times I_{k_n}\,;\; I_0 := (0,\infty),\; I_1 := (-\infty,0), \qquad 0 \leq k \leq e$$

gesetzt wird (z.B. ist $I_{(0,\ldots,0)} := \mathbb{R}_+^n$). Es gilt dann

(4.9) $\mathbb{R}^n \setminus A = \bigcup_{k \leq e} I_k$, $A := \{x \in \mathbb{R}^n;\; x_m = 0$ für mindestens ein $1 \leq m \leq n\}$.

Insbesondere ist das Lebesgue Maß der Menge A gleich Null und

(4.10) $\quad x = ((-1)^{k_1}|x_1|, \ldots, (-1)^{k_n}|x_n|)$ für alle $x \in I_k$, $0 \leq k \leq e$.

Wir betrachten im folgenden Funktionen m, die auf den einzelnen Oktanden I_k den folgenden Bedingungen (vgl. (4.1 - 2)) genügen:

(4.11) Für fast alle $t_2, \ldots, t_n$ gilt: $m(t) \in AC_{loc}(I_{k_1}) \cap C_0(I_{k_1})$ bzgl. t_1.

(4.12) Für fast alle $t_1, \ldots, t_{l-1}$ und für alle $t_{l+1}, \ldots, t_n$, $2 \leq l \leq n$ gilt:

$$\frac{\partial^{l-1}}{\partial t_1 \ldots \partial t_{l-1}}\, m(t) \in AC_{loc}(I_{k_l}) \cap C_0(I_{k_l}) \quad \text{bzgl. } t_l.$$

<u>Satz 4.4:</u> *Es sei* $1 < r \leq \infty$, $1/r' = 1 - 1/r$. *Weiter sei* m *auf* $\mathbb{R}^n \setminus A$ *(also f.ü.) definiert und erfülle in jedem der Oktanden* I_k, $0 \leq k \leq e$, *die Bedingungen* (4.11 - 12). *Gilt darüber hinaus*

(4.13) $$\int_{\mathbb{R}^n} |v^{(1/r')e} D^e m(v)|\,dv = \sum_{k\leq e} \int_{I_k} |v^{(1/r')e} D^e m(v)|\,dv < \infty,$$

so folgt $m \in [L^r(\mathbb{R}^n)]^\wedge$. *Insbesondere ist* $\{\rho^{-(1/r')e} m_\rho\}_{\rho \in \mathbb{R}^n_+}$ *(vgl. Lemma 4.3) eine gleichmäßig beschränkte Familie von Multiplikatoren aus* $M_p^q(\mathbb{R}^n)$ *für alle* $1 \leq p < q \leq \infty$ *mit* $1/p - 1/q = 1 - 1/r$, *und es gilt*

(4.14) $$\|\rho^{-(1/r')e} m_\rho\|_{M_p^q} \leq C_r \int_{\mathbb{R}^n} |v^{(1/r')e} D^e m(v)|\,dv,$$

wobei C_r *die Konstante aus (4.8) ist.*

<u>Beweis:</u> Für jedes $k \leq e$, $v \in \mathbb{R}^n \setminus A$ setzen wir

$$m_k(v) := \eta_k(\bar{\bar{v}}) := m((-1)^{k_1}|v_1|, \ldots, (-1)^{k_n}|v_n|).$$

Wegen (4.10) gilt dann $\eta_k(\bar{\bar{v}}) = m(v)$ für alle $v \in I_k$. Insbesondere ist

(4.15) $$\int_{\mathbb{R}^n_+} |t^{(1/r')e} D^e \eta_k(t)|\,dt = \int_{I_k} |v^{(1/r')e} D^e m(v)|\,dv$$

für alle $0 \leq k \leq e$. Wegen (4.11 - 13) ist daher $\eta_k \in BV^{(1/r')e}$, so daß $m_k(v)$ für jedes $0 \leq k \leq e$ die Voraussetzungen von Satz 4.2 bzw. Lemma 4.3 erfüllt. Zerlegt man nun m entsprechend (3.2.1), so erhält man

$$m(v) = \sum_{j\leq e} \{\operatorname{sgn} v^j\} \lambda_j(\bar{\bar{v}}),$$

und jedes λ_j ist von der Form (vgl. Beweis von Lemma 2.8)

$$\lambda_j(\bar{\bar{v}}) = \sum_{k\leq e} c_{j,k} \eta_k(\bar{\bar{v}}) = \sum_{k\leq e} c_{j,k} m_k(v),$$

wobei die Konstanten $c_{j,k}$ die Werte 2^{-n} oder -2^{-n} annehmen. Mithin ist

(4.16) $$m(v) = \sum_{k\leq e} \sum_{j\leq e} c_{j,k}\{\operatorname{sgn} v^j\} m_k(v).$$

Nach (1.1) und Lemma 4.3 ist für alle $0\leq j\leq e$

$$\|\{\operatorname{sgn} v^j\} m_k(v_1/\rho_1,\ldots,v_n/\rho_n)\|_{M_p^q} \leq C_r \rho^{(1/r')e} \|\eta_k\|_{BV^{(1/r')e}} .$$

Wegen (4.3) und (4.15 - 16) gilt daher

$$\|m_\rho\|_{M_p^q} \leq \sum_{k\leq e} \sum_{j\leq e} 2^{-n} C_r \rho^{(1/r')e} \|\eta_k\|_{BV^{(1/r')e}}$$

$$= C_r \rho^{(1/r')e} \sum_{k\leq e} \int_{I_k} |v^{(1/r')e} D^e m(v)|\,dv,$$

woraus mit (4.13) die Behauptung (4.14) folgt.

<u>Bemerkung 4.5:</u> Das Kriterium in Satz 4.4 ist wiederum (vgl. Bem. 3.7) nur für die Fälle $p=1$ bzw. $q=\infty$ von Interesse, da in den Fällen $1<p<q<\infty$ schärfere Marcinkiewicz - Typ Kriterien existieren (vgl. z.B. [8]). Andererseits läßt sich aber auch Satz 4.4 (vgl. Bem. 3.7) auf die allgemeinere Situation von Multiplikatoren zwischen Banachräumen X und Y (bzgl. eines Riesz - beschränkten Spektralmaßes E für einen Hilbertraum H) übertragen (vgl. [5,9]).

<u>Bemerkung 4.6:</u> Im Gegensatz zu Prop. 2 (n-dimensional, radial mit Einschluß des Falles $p=q$, also $r=1$, vgl. [6]) war es hier durch die im Prinzip eindimensionale Argumentation und durch den Ausschluß des Falles $p=q$, also wegen $r>1$, möglich, mit BV - Klassen zu arbeiten, die im Gegensatz zu Kapitel 2;3 dem Fall $\alpha=0$ in der ursprünglichen Definition der Klassen $BV_{\alpha+1}^{\varepsilon}$ (vgl. Kap. 1) entsprechen. Dies ermöglicht das in sich geschlossene, elementare Vorgehen (vgl. z.B. die Herleitung der Darstellung (4.4) ein Verhältnis zu der von (1.2) bzw. (2.1.4), (2.2.3)).

5. Beispiele und Anwendungen

Wir wollen zum Schluß den Anwendungsbereich der Kriterien aus der vorausgegangenen Kapiteln an Hand einiger Beispiele erläutern.

5.1 Ein Kriterium von Boman

Ein bekanntes $L^1(\mathbb{R}^n)$ - Multiplikatorkriterium, das von Boman in [2] hergeleitet wurde, ist der folgende

Satz A: *a) Es sei* $m \in C_0(\mathbb{R}^n)$ *derart, daß die partiellen Ableitungen bis zur Ordnung* $N := [n/2] + 1$ *existieren und auf* $\mathbb{R}^n$ *stetig sind. Falls Konstanten* C *und* $\delta > 0$ *existieren, so daß*

$$|D^k m(v)| \leq C|v|^{-\delta - \|k\|} \qquad (v \in \mathbb{R}^n,\ \|k\| \leq N),$$

so folgt $m \in [L^1(\mathbb{R}^n)]^\wedge$.

b) Es sei $m \in C_0(\mathbb{R}^n)$ *derart, daß die partiellen Ableitungen bis zur Ordnung* $N := [n/2] + 1$ *auf* $\mathbb{R}^n \setminus \{0\}$ *existieren und dort stetig sind. Falls der Träger von* m *kompakt ist, und falls Konstanten* $C, \delta > 0$ *existieren, so daß*

$$|D^k m(v)| \leq C|v|^{\delta - \|k\|} \qquad (v \in \mathbb{R}^n \setminus \{0\}, \|k\| \leq N)$$

so folgt $m \in [L^1(\mathbb{R}^n)]^\wedge$.

Im folgenden wollen wir die Ergebnisse der vorausgegangen Kapitel auf einige Beispiele anwenden, die sich mit Satz 5.1 nicht untersuchen lassen.

Beispiel 5.1: Es sei $m(v) := (1 + \log(1 + v_1^4 + \ldots + v_n^4))^{-\varepsilon}$ für ein beliebiges $\varepsilon > 0$. Dann ist zwar m auf $\mathbb{R}^n$ beliebig oft stetig differenzierbar, jedoch läßt sich Satz A nicht anwenden, da m für $|v| \to \infty$ zu langsam abfällt. Andererseits aber ist

$$|D^k m(v)| = O(|v|^{-\|k\|} \log^{-(1+\varepsilon)}(1+|v|^4)) \qquad (|v|\to\infty)$$

für alle $k \in \mathbb{P}^n$. Daher ist $|t^e D^{2e} m(t)| \in L^1(\mathbb{R}^n_+)$ und folglich $m \in [L^1(\mathbb{R}^n)]^\wedge$ nach Satz 3.4 .

5.2 Eine Anwendung auf Potentialräume

Für jedes $\beta>0$ sei (vgl. [14, S. 132] die Funktion $G_\beta \in L^1(\mathbb{R}^n)$ durch

(5.2.1) $$G_\beta^\wedge(v) = (1+|v|^2)^{-\beta/2}$$

definiert. Wie man sich leicht überzeugen kann, gilt für die Ableitungen von $G_\beta^\wedge$

(5.2.2) $$|D^k G_\beta^\wedge(t)| = O(|t|^{-\beta-\|k\|}) \qquad (k \in \mathbb{P}^n, |t|\to\infty).$$

Insbesondere ist also $|t^{e+\omega} D^{2e} G_\beta^\wedge(t)| = O(|t|^{\|\omega\|-\beta-n})$ und folglich

(5.2.3) $$G_\beta^\wedge \in BV_{2e}^{\omega} \qquad (\omega \in \overline{\mathbb{R}^n_+}, \|\omega\|<\beta).$$

Hieraus folgt mit Kor. 3.5 bzw. 3.6:

Beispiel 5.2: Für jedes $\omega \in \overline{\mathbb{R}^n_+}$, $0\leq\|\omega\|<\beta$, gehören

$$m_1(v) := \frac{|v_1|^{\omega_1} \ldots |v_n|^{\omega_n}}{(1+|v|^2)^{\beta/2}} \quad \text{bzw.}\; m_2(v) := \frac{(iv_1)^{\omega_1} \ldots (iv_n)^{\omega_n}}{(1+|v|^2)^{\beta/2}}$$

zu $[L^1(\mathbb{R}^n)]^\wedge$.

Das Kriterium von Boman läßt sich auf Beispiel 5.2 im allgemeinen nicht anwenden, da die partiellen Ableitungen von m_1 und m_2 längs der Koordinatenachsen ($x_m = 0$, $1\leq m\leq n$) Unstetigkeiten haben

können. Multiplikatoren dieses Typs treten z.B. bei der Betrachtung von Potentialräumen auf. Als Beispiel betrachten wir (vgl. auch [14,Kap. V]) für $\alpha > 0$

$$L^1_{(\alpha)} := \{f \in L^1(\mathbb{R}^n);\ \text{es existieren } g_\omega \in L^1(\mathbb{R}^n),\ \text{so daß gilt:}$$

(5.2.4) $$(iv)^\omega f^\wedge(v) = g^\wedge_\omega(v) \text{ für alle } v \in \mathbb{R}^n,\ \omega \in \overline{\mathbb{R}^n_+},\ 0 \leq \|\omega\| \leq \alpha\}$$

$$L^1_{\{\alpha\}} := \{f \in L^1(\mathbb{R}^n);\ \text{es existieren } h_\omega \in L^1(\mathbb{R}^n),\ \text{so daß gilt:}$$

$$\overline{v}^\omega f^\wedge(v) = h^\wedge_\omega(v) \text{ für alle } v \in \mathbb{R}^n,\ \omega \in \overline{\mathbb{R}^n_+},\ 0 \leq \|\omega\| \leq \alpha\}.$$

Dann sind für $f \in L^1_{(\alpha)}$ bzw. $f \in L^1_{\{\alpha\}}$ durch $f^{(\omega)} := g_\omega$ und $f^{\{\omega\}} := h_\omega$ die Liouville'schen und die (zerfallenden) Riesz Ableitungen der Ordnung kleiner oder gleich α erklärt. Unter den Normen

$$\|f\|_{1,(\alpha)} := \sup_{0 \leq \|\omega\| \leq \alpha} \|f^{(\omega)}\|_1, \quad \|f\|_{1,\{\alpha\}} := \sup_{0 \leq \|\omega\| \leq \alpha} \|f^{\{\omega\}}\|_1$$

sind $L^1_{(\alpha)}$ und $L^1_{\{\alpha\}}$ Banach Unterräume von $L^1(\mathbb{R}^n)$. Weiter bezeichne $\mathcal{L}^1_\beta$ für $\beta > 0$ den Bessel Potentialraum

(5.2.5) $$\mathcal{L}^1_\beta := \{f \in L^1(\mathbb{R}^n);\ \text{es existiert ein } g \in L^1(\mathbb{R}^n),\ \text{so daß gilt:}$$

$$(1+v^2)^{\beta/2} f^\wedge(v) = g^\wedge(v) \text{ für alle } v \in \mathbb{R}^n\}$$

mit der Norm $\|f\|_{1,\beta} := \|g\|_1$. Mit Hilfe von Beispiel 5.2 ergeben sich die folgenden Inklusionen:

<u>*Korollar 5.3:*</u> *Im Sinne stetiger Einbettung gilt*

$$\mathcal{L}^1_\beta \subset L^1_{(\alpha)} \quad , \quad \mathcal{L}^1_\beta \subset L^1_{\{\alpha\}}$$

für jedes feste α, $0 \leq \alpha < \beta$.

<u>Beweis:</u> Sei $f \in L^1_\beta$ beliebig fest. Dann folgt für jedes $\omega \in \overline{\mathbb{R}^n_+}$, $0 \leq \|\omega\| \leq \alpha < \beta$:

$$(iv)^\omega f^\wedge(v) = \frac{(iv)^\omega}{(1+|v|^2)^{\beta/2}} (1+|v|^2)^{\beta/2} f^\wedge(v) \in [L^1(\mathbb{R}^n)]^\wedge ,$$

da $m_2(v) := (iv)^\omega/(1+|v|^2)^{\beta/2} \in [L^1(\mathbb{R}^n)]^\wedge$. Insbesondere folgt mit Kor. 3.6, (5.2.1;3)

$$\|f^{(\omega)}\|_1 \leq C_\omega \|G_\beta^\wedge\|_{BV^\omega_{2e}} \|f\|_{1,\beta} .$$

Darüber hinaus ist (vgl. Beweis von Kor. 2.12) $C_\omega < \infty$ für alle $\omega \in \overline{\mathbb{R}^n_+}$, so daß mit (5.2.2) folgt:

$$A_\alpha^\beta := \sup_{\|\omega\| \leq \alpha} C_\omega \|G_\beta^\wedge\|_{BV^\omega_{2e}} \leq A_\alpha \int_{\substack{t_m \geq 1 \\ 1 \leq m \leq n}} |t|^{\alpha-\beta-n} dt < \infty .$$

Damit ist $\|f\|_{1,(\alpha)} \leq A_\alpha^\beta \|f\|_{1,\beta}$ für alle $f \in L^1_\beta$. Genau so folgt $\|f\|_{1,\{\alpha\}} \leq B_\alpha^\beta \|f\|_{1,\beta}$ für alle $f \in L^1_\beta$.

Es sei noch einmal vermerkt, daß Marcinkiewicz - Typ Kriterien in den Fällen $1<p<\infty$ einen weit größeren Anwendungsbereich haben, als Satz 3.4 bzw. Kor. 3.5 und 3.6. Als Beispiele dafür seien hier (vgl. [14, S. 110]) die Multiplikatoren

$$\bar{\bar{v}}^\omega |v|^{-\|\omega\|}, \quad \frac{v_1}{v_1 + i(v_2^2 + \ldots + v_n^2)} \qquad (\omega \in \overline{\mathbb{R}^n_+})$$

aus $M_p^p(\mathbb{R}^n)$, $1<p<\infty$ genannt, auf die sich die Ergebnisse aus Kap. 3 nicht anwenden lassen.

5.3 Eine Anwendung auf Sobolev Räume und Bessel Potentiale

In diesem Abschnitt soll an Hand eines Beispieles demonstriert werden, daß die Kriterien der vorausgegangenen Kapitel (insbesondere Satz 4.4) zumindest in einzelnen Fällen recht scharfe Ergebnisse liefern. Dazu betrachten wir die partiellen Ableitungen des durch (5.2.1) definierten Bessel Kernes G_β und setzen:

$$m_{k,\beta}(v) := [D^k G_\beta]^\wedge(v) = (iv)^k \hat{G}_\beta(v) \qquad (k \in \mathbb{P}^n,\ \beta \in \mathbb{R}_+).$$

Für jedes $j \leq e$ ist $D^j[v^k] = C_j v^{k-j}$, wobei

$$C_j := c_{j_1} \cdots c_{j_n}, c_{j_m} := \begin{cases} 1\ ; & j_m = 0 \\ k_m;\ & k_m \geq j_m \neq 0, \\ 0\ ; & k_m < j_m \end{cases} \qquad 1 \leq m \leq n ,$$

insbesondere also ist $C_j = 0$ falls $k-j \notin \mathbb{P}^n$ ist. Mit der Leibniz Regel und (5.2.2) folgt daher:

$$|v^{(1/r')e}|\,|D^e[v^k \hat{G}_\beta(v)]| \leq |v^{(1/r')e}| \sum_{j \leq e} C_j |v^{k-j}|\,|D^{e-j}\hat{G}_\beta(v)|$$

$$= \mathcal{O}(|v|^{\|k\|-\beta-n+(n/r')}) \qquad (|v| \to \infty).$$

Mithin ist $|v^{(1/r')e} D^e m_{k,\beta}(v)| \in L^1(\mathbb{R}^n)$ für alle $k \in \mathbb{P}^n$, $\beta \in \mathbb{R}^+$ mit $\beta - \|k\| > n/r' := n(1-1/r)$. Mit Satz 4.4 im Fall $1<r\leq\infty$ bzw. Beisp. 5.2 im Fall $r=1$ erhält man daher:

<u>Beispiel 5.4:</u> Es sei $1 \leq r \leq \infty$ und $\beta > 0$. Dann gehört für jedes $k \in \mathbb{P}^n$ mit $\beta - \|k\| > n(1-1/r)$ die Funktion $D^k G_\beta$ zu $L^r(\mathbb{R}^n)$. Insbesondere ist $m_{k,\beta} := [D^k G_\beta]^\wedge \in M_p^q(\mathbb{R}^n)$ für alle $1 \leq p \leq q \leq \infty$ mit $\beta - \|k\| > n(1/p - 1/q)$.

Es zeigt sich nun, daß man durch eine direkte Untersuchung der partiellen Ableitungen von G_β nur in einem Fall ein schärferes

Resultat erhält. In der Tat ist $G_\beta(x)$ für jedes $\beta>0$ eine außerhalb des Koordinatenursprung beliebig oft differenzierbare, schnell abfallende Funktion und bzgl. ihres Verhaltens für $|x|\to 0$ gelten die folgenden Abschätzungen (vgl. [13, S. 292]).

$$|D^k G_\beta(x)| \leq C \begin{cases} 1 - \ln|x| \,; & \beta - \|k\| = n \text{ und } \|k\| \text{ gerade} \\ 1 \,; & \beta - \|k\| = n \text{ und } \|k\| \text{ ungerade} \\ |x|^{-n+\beta-\|k\|} \,; & \beta - \|k\| < n \\ 1 \,; & \beta - \|k\| > n \,. \end{cases}$$

Was die Zugehörigkeit von $D^k G_\beta$ zu $L^r(\mathbb{R}^n)$, $1\leq r\leq\infty$, anbelangt, so erhält man also mit Hilfe dieser Abschätzung dasselbe Ergebnis wie in Beisp. 5.4 mit Ausnahme der Tatsache, daß für ungerades $\|k\|$ im Fall $\beta - \|k\| = n$ auch $D^k G_\beta \in L^\infty(\mathbb{R}^n)$ gilt.

Für $1\leq p\leq\infty$ sind die Besselpotentialräume der Ordnung $\beta\geq 0$ gegeben durch

$$\mathcal{L}^p_\beta := \{f \in L^p(\mathbb{R}^n);\ \text{es existiert ein } h \in L^p(\mathbb{R}^n), \text{ so daß}$$
$$\text{gilt: } f = G_\beta * h\}\,,\quad \|f\|_{p,\beta} := \|h\|_p.$$

Wegen des Faltungssatzes der Fourier Transformation ist diese Definition offensichtlich konsistent mit (5.2.6). Weiter seien für $1\leq p\leq\infty$ und $m \in \mathbb{P}$ die Sobolev Räume

$$L^p_m := \{f \in L^p(\mathbb{R}^n);\ \text{es existieren } g_k \in L^p(\mathbb{R}^n), \text{ so daß}$$
$$\text{gilt: } (iv)^k f^\wedge = g_k^\wedge,\ k \in \mathbb{P}^n,\ 0\leq\|k\|\leq m\}$$

definiert. Dabei ist g_k die distributionentheoretische k-te Ableitung $D^k f$ von $f \in L^p(\mathbb{R}^n)$, d.h.: es gilt

$$\int_{\mathbb{R}^n} f(x) D^k\phi(x)\,dx = (-1)^{\|k\|} \int_{\mathbb{R}^n} g_k(x)\phi(x)\,dx \qquad (\phi \in S).$$

L^p_m wird zu einem Banach Raum unter der Norm

$$\|f\|_{L^p_m} := \sum_{\|k\| \leq m} \|g_k\|_p, \quad g_o = f$$

(vgl. z.B. [14 S. 121 ff]).

<u>*Korollar 5.5:*</u> *Im Sinne stetiger Einbettung gilt*

$$L^p_\beta \subset L^q_m,$$

falls $\beta - m > n(1/p - 1/q)$, $1 \leq p \leq q \leq \infty$.

<u>Beweis:</u> Sei $f \in L^p_\beta$ beliebig fest, und sei $1 - 1/r := 1/p - 1/q$. Setzt man nun für $\|k\| \leq m$

$$g_k := D^k G_\beta * h$$

so ist nach der Young'schen Ungleichung und Beisp. 5.4 $g_k \in L^q(\mathbb{R}^n)$ mit

$$\|g_k\|_q \leq \|D^k G_\beta\|_r \|h\|_p = \|D^k G_\beta\|_r \|f\|_{p,\beta} < \infty .$$

Darüber hinaus folgt aus dem Faltungssatz

$$g_k = [D^k G_\beta]\hat{}\, h\hat{} = (iv)^k f\hat{} .$$

Mithin ist $f \in L^q_m$ und es gilt:

$$\|f\|_{L^q_m} \leq \|f\|_{p,\beta} \sum_{\|k\| \leq m} \|D^k G_\beta\|_r .$$

Literaturverzeichnis

[1] N.I. Achieser, Vorlesungen über Approximationstheorie, Akademie-Verlag, Berlin 1967.

[2] J. Boman, Saturation problems and distribution theory, Lecture Notes in Math. 187, Springer Verlag, Berlin 1971, 249-266.

[3] P.L. Butzer, R.J. Nessel, Fourier Analysis and Approximation, Vol. I: One-Dimensional Theory, Birkhäuser, Basel und Academic Press, New York 1971.

[4] P.L. Butzer, R.J. Nessel, W. Trebels, On summation processes of Fourier expansions in Banach spaces, II: Saturation theorems, Tôhoku Math. J. 24 (1972), 551-569.

[5] P.L. Butzer, R.J. Nessel, W. Trebels, Multipliers with respect to spectral measures in Banach spaces and approximation, I: Radial multipliers in connection with Riesz-bounded spectral measures, J. Approximation Theory 8 (1973), 335-356.

[6] P.L. Butzer, R.J. Nessel, W. Trebels, On radial M_p^q-Fourier multipliers, Math. Struct. Comput. Math., Math. Modelling, Sofia 1975, 187-193.

[7] L. Hörmander, Estimates for translation invariant operators in L^p-spaces, Acta Math. 104 (1960), 93-139.

[8] P.I. Lizorkin, On multipliers of Fourier integrals in the spaces $L_{p,\theta}$, Proc. Steklov Inst. Math. 89 (1967), 269-290.

[9] H.J. Mertens, R.J. Nessel, G. Wilmes, Über Multiplikatoren zwischen verschiedenen Banach-Räumen im Zusammenhang mit diskreten Orthogonalentwicklungen, Forschungsberichte des Landes Nordrhein-Westfalen Nr. 2599, Westdeutscher Verlag, Opladen 1976.

[10] R.J. Nessel, W. Trebels, Multipliers with respect to spectral measures in Banach spaces and approximation, II: One-dimensional Fourier multipliers, J. Approximation Theory 14 (1975), 23-29.

[11] R.J. Nessel, G. Wilmes, A multiplier criterion in Euclidean n-space with applications to Bernstein inequalities, Abh. Math. Sem. Univ. Hamburg 44 (1975), 143-151.

[12] R.J. Nessel, G. Wilmes, Inequalities of Bernstein-Nikolskii-type for regular spectral measures (erscheint demnächst).

[13] S.M. Nikolskii, Approximation of Functions of Several Variables and Imbedding Theorems, Springer Verlag, Berlin 1975.

[14] E.M. Stein, Singular Integrals and Differentiability Properties of Functions, Princeton Univ. Press, 1970.

[15] W. Trebels, On a Fourier - $L^1(E_n)$ - multiplier criterion, Acta Sci. Math. (Szeged) 35 (1973), 205-210.

[16] W. Trebels, Multipliers for (C,α) - Bounded Fourier Expansions in Banach Spaces and Approximation Theory, Lecture Notes in Math. 329, Springer Verlag, Berlin 1973.